NOを言える人になる

他人のルールに縛られず、
自分のルールで生きる方法

医師
鈴木裕介

アスコム

はじめに

診察室の中だけでは解決できない「生きづらいという苦しみ」

僕は、都内で内科のクリニックをやっている医師です。
10年ほど前、身近な人の自死をきっかけに、医療職のメンタルヘルス支援活動を始め、以後、さまざまな「生きづらさ」を抱える人たちの話を聴いてきました。

その多くは、病気などにより、本来持っている「生きる力」が一時的に失われているケースなのですが、それとは毛色の違う、永続的に続くような深刻な「生きづらさ」を抱えているケースも少なくありません。
そうした人たちがもつ苦悩は、私が「医師」として診察室の中だけで関わるだけでは、解決に至ることがほとんどありませんでした。

もともと医師の職務としてではなく、友人や後輩など身近な人がたまたま発してくれたＳＯＳに対して、一人の個人として応(こた)えるという形でメンタルヘルスと関わるようになった経緯があるため、診察室の中ではなかなか体験できないような複雑でヘビーな関わり方をしたり、忘れることのできない喪失(そうしつ)があったり、奇跡のような変化に立ち会ったり、といったことをうっかり経験してしまい、いつしかそうした人たちと向き合うことが、僕にとってのライフワークとなっていました。

　そして、彼らが抱えている根源的な「痛み」の生々しい現実や、そこから人生を回復させていく鮮やかな変化の様子を見ながら感じたことを、ＳＮＳに投稿したり、文章にしたりしているのですが、中でも特に反応が大きいのが、「自己肯定感(こうてい)」についてのツイートやコラムです。

**　ふだん、普通に生活をしているように見えていても、心の奥に深刻な生きづらさを抱えながら、それを隠してギリギリで生きている人が相当数いるのだろうと強く感じています。**

　たとえば以前、次のような言葉を伝えてくれた、女性の患者さんがいました。

「先生、私は自分が生きる意味がわかりません」

「自分がこの世に生きてていいって、どうしても思えないんです」

彼女は、普通の人から見たら「恵まれた家庭」に生まれ、いわゆる「一流大学」を卒業した、誰もがうらやむような華やかな経歴の持ち主でした。

聡明で知的で、仕事においても「尋常でないほどの」努力家で、職場からも取引先からも全方位的に評判の良い人物でした。

しかし、そうした他者評価からは想像できないほど、自己肯定感を持てずにいたのです。

「自分に自信がほしくて、努力してきました。そのおかげで、行きたかった大学、行きたかった会社に行くことができました。でも、ホッとしたのはほんの一瞬だけ。今も、振り落とされないように必死でしがみついています」

「この先、幸せになれるイメージが、まったく湧かないんです」

泣きながら、絞り出すようにそう伝えてくれた彼女は、「存在レベルでの生きづらさ」を抱えているように思えました。

彼女は、「自分の物語」を生きられていませんでした。

自分ではない誰かのための人生を、誰かのための感情を、生きさせられているようで、その先の見えない苦しさにあえいでいるように感じました。

彼女のように、自分を肯定できずに苦しんでいる若者にふれるたびに、僕はこの時代に幸せになることの難しさと、自分の物語を生きることの必要性を痛切に感じるのです。

社会が豊かになると、人は「生きる意味」を見失う

この地球に誕生して以来、人間は常に生存の危機とともにありました。

戦争、飢餓、病気、差別など、その生命をまっとうできない危険性がある環境においては、動物的な生存本能が発揮されやすく、生きることそのものが目的たりえました。

しかし、社会が豊かになり、命の危険がないことが当たり前になってくると、「生きること」それ自体の意味を見つけることは難しくなります。

イギリスの哲学者バートランド・ラッセルは、「人々の努力によって社会がより良く、より豊かになると、人はやることがなくなって不幸になる」と主張しました。社会が豊かということは、人が人生を賭して埋めるべき大きな「穴」が無い状態です。

たとえば「国家」とか、「社会」とか、これをより良くすることに自分の人生をささげようと思えるような、「大義」が見つかりにくくなるのです。

そうなると、自らが生きるモチベーションは自分で見つけるしかありません。

そこで必要になるのが「自分の物語化」です。

自分の物語化とは、これまでの人生で連綿と起こってきた出来事に対して、自分なりの解釈をつけていくことです。

たとえば、大切な人と死別し、悲しみでやりきれなくなってしまったとしても、「この喪失の経験から得たものを、誰か他の人の役に立てよう」と思うことができれば、人は、また前に進むことができます。

起こった出来事に対して、主観的に自分が納得できるような意味づけをしていくことで、挫折から前向きに立ち直ったり、成功体験を自信に変えたりすることができるわけです。

また、そうした「自分を編集するような作業」の中で、自分の生き方に物語性を見いだせれば、当面の生きる意味を得ることができ、生きやすくもなります。

自分の物語に納得することは、自己を肯定することとほぼ同義です。

ありのままの自分の人生を「これでいい」と肯定できないと、自分以外の誰かの価値観やルールを中心に生きざるをえません。

自分の物語を作ることは、自己肯定感の問題の中核にあると、僕は考えています。

「人は、自分の物語にすがりついて生きている」。

これは、臨床心理学者の高垣忠一郎先生の言葉です。

すがりつくべき物語がなければ、人は生きていくことができません。

たとえ、それが不幸の物語であったとしても、その人が生きていくためには必要なのです。


今、生きづらさを抱える人が増えている背景には、これまで信じられてきた「幸福へ続く物語」が、徐々に誰にでも当てはまらなくなってきたことが挙げられます。

少し前であれば、「いつかはクラウン」とか「郊外にマイホームを買って、大型犬を飼う」といった、幸せのモデルになるような明確なサクセスストーリーがあり、その物語に乗っかっていれば、誰もが幸せになれると信じられていました。


しかし、幸せとはそう単純なものではありませんでした。

アメリカの経済学者ロバート・ハリス・フランクは、「所得や社会的地位、家や車など、他人との比較優位によって成立する価値によって得られる幸福感の持続時間がとても短い」ことを明らかにしました。

つまり、かつてのサクセスストーリーの先にある「サクセス」は、私たちに永続的な幸せを与えてくれるものではなかったのです。

そうした時代背景の中で、「幸せに生きる」ためにはどうしたらいいか。

いま私が暫定的に定義している「幸せな状態」とは、**「自分が紡いだ自分の物語に、自ら疑念や欺瞞を抱くことなく、心から納得し、その物語に全力でコミットできていること」**ではないかと思っています。

死ぬまですがりつくことができるような自分の物語を生きることができたら、それはとても幸運なことです。

他人の「イケてる生きざま」が目に入る社会

しかしながら、現代社会で自分の物語を生きることは、かなり困難なことだと感じています。

人間が取得できる情報量は増え、知性はどんどん向上していくため、自分をだますことがどんどん難しくなっているからです。

他人の幸せそうな「物語」がSNSなどで流れてくるようになり、みんなが自分の人生の物語を疑う機会が増えました。

偶然目にしてしまった情報や、誰かのちょっとした一言をきっかけに、それまで全力でコミットできていた物語に、まったくハマれなくなってしまうこともあるでしょう。

「自分探し」がこれほど必要とされているのは、自分固有の物語を見つけることが困難を極めていることの証左(しょうさ)だといえるかもしれません。

このような環境下で、他者の否定や自己批判に耐えうるストーリーを構築するには、どうすればいいのか。

それは、各個人が人生レベルで取り組むべき難題であり、簡単に語れるものではありません。

ただ、少なくとも「人生をレースに見立て、それに勝ち続ける物語」は、一生すがりつくには非常に脆弱（ぜいじゃく）であろうと思います。

なぜなら、人は永遠に競争に勝ち続けることはできず、一生のうちに必ず弱者の側に回る瞬間があるからです。

「力が強い」「頭がいい」「お金持ちである」「一流企業の社員である」「名誉がある」「容姿が美しい」……。

これらはすべて、競争の世界の中で明確に「価値がある」とされているものであり、現代社会ではこれらを望むことが良いとされ、これらをつかむことができれば多くの人から称賛されます。

しかし、これらを手にすることを自分の物語の中心に据えると、失ったときに身を寄せるものがなくなってしまいます。

競争的な価値観から適度に距離を置くことは、自分本来の物語をつくるうえでとても重要だと私は感じていますし、そうした世間の価値観（評価基準）を必ずしも満たしていなくても、「私はこう生きています」と自分の言葉で言えるようになれば、少なくとも不幸な人生ではないだろうと思います。

自分だけの「好き」に浸る

なお、冒頭に紹介した方のように、誰に対しても優しく品行方正な「良い子」であろうとする人は少なくありません。

そしてそのような人は、子どものときに、自分本来の感情を素直に表現したり、その感情を受容されたりした経験に乏しいという共通点があります。

自分よりも、自分を評価する「誰か」（多くの場合は親）の感情を優先する癖がついていて、その誰かの感情を先回りして感じ、その人にとってのベストな反応を得られるような感情だけを選び取り、自分が本当に感じていた感情は心の奥底に封印してしまっているのです。

誰からも褒（ほ）められる「良い子」を演じれば、一時的な承認を得ることはできますが、それは自分のリアルな心根の部分を承認されているわけではないため、すぐにまた「誰かに褒められる何か」をしていないと不安になってしまいます。

このような、他人の感情を優先する生き方から抜け出すきっかけの一つになるのが、**誰にも遠慮をしない、自分だけの「好き」を見つけて追求すること**です。

ある知人は、これまでずっと「良い子」を演じすぎ、周りから信頼されてしまったため、面倒事をすべて引き受けざるをえなくなり、行き詰まっていました。家族の目を盗んでカウンセリングに通うほどに追いつめられていた状況を脱出するきっかけとなったのが、『スプラトゥーン』というゲームにハマったことでした。

また、なんとなく「生きたくないな」と感じながら生活していた別の知人は、お気に入りのバンドを見つけ、そのライブに一人で行ったときに、なぜか涙を流すほど癒(いや)されたそうです。

彼らが苦しみの末に見つけた「好き」は、おそらく他の誰かのためではない、自分だけに向けられた感情だったのだろうと思います。

その感情に浸(ひた)れることは、ふだん誰かのための感情を優先している人にとってはとても尊く得難い経験であり、自己の存在を肯定するきっかけとなる、根源的な癒しにつながるものです。

「嘘のない物語」が人生を支える

ところで、自分の物語を編集するにあたって、もっとも警戒すべき現象の一つが「だからわたしはダメなんだ」病(DWD病)です。

前述のように、自分の物語は、これまでの人生で起こってきた出来事と、その解釈によって紡がれていきます。

どんなに素晴らしい「出来事」があっても、その解釈がネガティブであれば価値がゼロになってしまいます。

自分の物語をだめにする悪魔は、実は「解釈」のところに潜んでいるのです。

冒頭の彼女は、こう言いました。

「頑張って、夢だった大学に入れました。そこで自分が変われるような気がして。でも、ダメでした。大学は私なんかと違って、本当に優秀な人ばかりだから、本当は全然ダメな私であることがバレないように必死で取り繕っていました」

達成した目標の難易度がどれだけ高かろうと、どこからでも「だから自分はダメなんだ」という結論に至る解釈を見つけてきてしまうのが、ＤＷＤ病です。

仮に合格した大学がハーバードやスタンフォードだったとしても、ＤＷＤ病にかかっているかぎり、「自分はダメだ」という結論は変わらないでしょう。

自分の物語をつくるうえで、もっとも重要なことは、自分の感情に素直になることです。

怒り、嫉妬、悲しみなど、誰かに話すことがはばかられるようなネガティブなものもありますが、感じてはいけない感情はありません。

感じたままの感情だけが、自分に起きた出来事に納得するための解釈をもたらしてくれます。

それは、きれいなものであるとは限りませんし、むしろ「狂っている」とか「いびつだ」と言われるようなものかもしれません。

でも、それを自分固有のかたちとして、自分自身が納得して受容できたとしたら、それは誰にも比べられることのない「心強い物語」になります。

なぜなら、自分の物語を紡ぐことができるのは、自分の感情だけだからです。

他人の価値基準や誰かのための感情に基づいた物語は、本当の生きる力を与えてはくれません。


僕は、明確な答えのない今の時代において、人の心を動かすのは「弱き者の物語」だと思っています。

さまざまな作品において、いま「弱き者」が支持されてきており、そこに登場するキャラクターは、どこか弱く、格好悪く、人間臭い。

その嘘のないリアリティーこそが愛おしさの源泉であり、完璧でないわれわれに「それでも生きていていいのだ」と安心を与えてくれます。

いびつさは、その人の真骨頂であり、本質的な魅力そのものです。

自分の弱さ、いびつさ、未熟でかっこ悪いところを認めて、それをも引き受けた「嘘のない物語」は、ありのままの自分を「それでもいいよ」と肯定し、永きにわたって人生を支えてくれる「しなやかな強さ」をもたらすものになると思います。

この本では、みなさんに、「他人の価値観やルール」「他人の感情」「他人に奪われる時間」を手放し、「自分の価値観やルール」「自分の感情」「自分の時間」を発見し取り戻すための方法をお伝えしたいと思います。

みなさんが、真に自分らしく生き、自分の物語を紡いでいってくださることを、僕は心から祈っています。

contents ①

人間関係の基本〈編〉

contents②

職場の人間関係〈編〉

contents③

時間とエネルギーの再分配〈編〉

contents④

NOを言う勇気と自己肯定感〈編〉

contents ⑤

ハピネスの上げ方〈編〉

NOを
言える人になる

contents ①

人間関係の
基本〈編〉

時代

summary

僕らは、生きる意味を見つけづらくなっている

今こそ、NOを言い、自分の人生を取り戻すときだ

『NOを言える人になる』。

このタイトルにひかれて本書を手にしたあなたは、おそらく、何か嫌なこと、拒否したいことがあっても、なかなかNOを言うことができなかったり、「自分はいつも他人に振り回されている」「まったく自分らしく生きられていない」「自分ばかりが損をしている」といった思いを抱えて、生きていたりするのではないだろうか。

「はじめに」にも書いたように、僕たちが生きているこの社会は、平和で物質的には豊かだけど、自己肯定感が得づらく、生きる意味を見つけづらくなっている。

それは、**多くの人が、他人や社会が決めたルールを、NOを言わずに受け入れ、自分のルールよりも優先させてしまっているからだ。**

僕たちは社会から、日々、おびただしい数のメッセージを受け取っている。

たとえば、「いい学校を卒業し、いい会社に入って出世し、何不自由ない暮らしをするのが勝ち組の人生だ」とか「人は結婚し子どもを育てて、初めて一人前だ」

とか「社会人は、何よりも仕事を優先するべきだ」とか「こういうふるまいは褒められるべきであり、こういうふるまいはみっともない」とか。

こうしたメッセージを通して、僕たちは、誰かが考えた価値観やルール、生き方を一方的に押しつけられ、ときには「自分らしくあること」「自分らしく生きること」を否定され、さまざまな我慢を強いられる。

心や身体が悲鳴を上げていても、「親が言うことだから」「愛する人が言うことだから」「常識だから」「会社の決まりだから」と、NOを言わずに受け入れてしまうことが非常に多いのだ。

いや、「自分はNOを言えていない」「自分らしく生きられていない」と認識できている人は、まだましな方かもしれない。

実際には、他人のルールや価値観に適応しすぎていて、自分が無理をしていること、NOを言えていないことにすら気づいていない人もたくさんいる。

彼らの多くは、若いうちや「勝ち組」でいられるうちは、自分の人生に疑問を抱くことはほとんどない。

ところが、ある程度年齢を重ね、ふと人生を振り返ったとき、もしくは自分がそれまで信じ込んでいた価値観が崩れるような出来事に遭遇したとき、**「今まで自分は何をしてきたのか」「自分の人生は何だったのか」と愕然とし、アイデンティティが崩壊するほどのショックを受け、虚無感に襲われてしまう**のだ。

では、あなたが「他人や社会が決めた価値観やルール」から解き放たれ、「自分の価値観やルール」に基づいた「自分らしい人生」「自分だけの物語」を取り戻すには、どうしたらいいのか。

そのために必要なのは、まず、人間関係のあり方を見直すことだと、僕は思っている。

人生において、もっとも重要でもっとも厄介なものは、人間関係だ。

社会で生きていく以上、人は必ず他人と関わらなければならず、そこにはさまざまな関係性が生まれる。

喜びも悲しみも、楽しいこともつらいことも、そのほとんどは人と人の関係によってもたらされるし、あなたを成長させ、あなたに安らぎを与える関係性もあれば、あなたから自由を奪（うば）い、あなたに苦痛ばかりを強いる関係性もあるだろう。
また、社会からのメッセージも、親や学校、友人、上司など、人間関係によって伝えられることが多い。

他人のルールに縛（しば）られずに生きるためには、その人間関係が自分にとって「好ましいもの」であるかどうかをしっかり見極める必要がある。

好ましい人間関係は、とにかく公平（フェア）で穏やかだ。
価値観や考え方を一方的に押しつけられることもなく、ミスや欠点を過剰に責められることもなく、片方だけが損をするような、不公平な取引を持ちかけられることもない。

そうした人間関係の比重が高いと、「自分は自分のままでいて良いのだ」「たとえ欠点だらけでも、失敗だらけでも、大きなことを成し遂(と)げられなくても、自分や自分の人生には価値があるのだ」と感じられるようになり、心が安定する。

また、自分の感覚に敏感になり、自分のルールを優先し、自分にとって「良いもの」を受け入れ、「良くないもの」にNOを言える勇気と自信が持てるようになるため、自分が心から求め、選んだものばかりに囲まれて、喜びの多い、本当の意味で幸せな人生を歩むことができるようになるだろう。

逆に、**好ましくない人間関係は、他人のルールであなたを縛りつけ、あなたの価値を勝手にジャッジし、あなたの時間やエネルギーをひたすら奪い続ける。**

そうした人間関係の比重が高いと、あなたの心や生活、人生は「他人から押しつけられたもの」でいっぱいになってしまうため、常に「自分は、まったく自分らしく生きられていない」という思いにつきまとわれ、日々の生活に喜びを感じられなくなる。

人生のどこかで「自分なんて何をやってもダメだ」「自分の人生は何だったんだろう」という絶望感や虚無感に襲われることもあるかもしれない。

人間関係のあり方やルールを見直すことで、あなたの人生は大きく変わる。

この「人間関係の基本〈編〉」では、どうすれば、あなたにとって好ましい人間関係の比重を増やしていくことができるのかを、具体的に考えていきたいと思う。

世界は、「自分が責任をもって守るべき領域」と「他人が責任をもって守るべき領域」の二つに分けられる

さて、人間関係のあり方やルールを見直し、好ましい人間関係を増やしていくうえで、何よりもまず、みなさんに心がけてほしいことがある。

それは**「自分と他人の間の境界線をきちんと意識し、守る」**ことだ。

世界は、「自分が責任をもって守るべき領域」と「他人が責任をもって守るべき領域」の二つに、大きく分けることができる。

たとえばあなたの心（思考）や身体、生活、人生などは、あなたが責任をもって守るべきものだ。

もちろん、人は一人では生きていけないから、他人の影響を受けたり、他人の力を借りたりすることはあるけど、必要以上に他人を立ち入らせたり、責任やコントロール権を他人に丸投げしたり渡したりしてはいけない。

一方、家族や友人など、どれほど親しい間柄であっても、他人の心や身体、生活、人生などは、その人が責任をもって守るべきものだ。

そこにあなたが必要以上に立ち入ったり、責任やコントロール権を背負い込んだり奪ったりしてはいけない。

しかし実際には、「自分の領域が他人によって侵害される」「自分が他人の領域を侵害してしまう」といったことは、頻繁(ひんぱん)に起きている。

たとえば、あなたは次のようなことをしたりされたりしたことはないだろうか。

・「こんなことは常識だ」「社会人として、〜するのは当たり前だ」「いい歳をして、〜するなんてみっともない」「男のくせに（女のくせに）〜するなんて恥ずかしい」といった言葉を口にする。

・「俺の言うことが聞けないのか」、あるいは「私が〜なのはあなたのせいだ」といった言葉や態度で相手を威嚇(いかく)し、責め、無理な要求をしたり、片方だけにしかメリットがないような取引を持ちかけたりする。

・「使えない」「才能がない」「人間性に問題がある」といった言葉で、相手を一方的にジャッジする。

もし心当たりがあるなら、要注意だ。

これらは、他人の領域に土足で入り込み、自分のルールや価値観、要求を押しつけ、相手をコントロールしようとする行為だからだ。

あるいはみなさんの中に、家族や友人、同僚など、自分以外の人がトラブルを起こしたとき、自分のことのように責任を感じてしまったり、頼まれると断れず、自分の仕事を後回しにしてまで他人の仕事を手伝ったり、みんながやりたがらない町内会の役員などを引き受けてしまったりする人はいないだろうか。

一見、優しさや責任感の強さのあらわれのように思えるけど、これらも「自分の領域をきちんと守れていない」「他人の領域の責任まで背負ってしまっている」ことになるため、注意が必要だ。

こうした、**自他の領域の侵害が起こるのは、「自分と他人の間の境界線」があいまいだったり、正しく機能していなかったりするため**だ。

目には見えないけど、人の心の中には本来、自分の領域と他人の領域を隔てる境界線が存在する。

もっとも、この境界線は、壁のようにそそり立ち、他人を拒絶するものではない。柔軟性と弾力性があって、ちょうど身体の免疫機能のように、

- 内部（自分）が「良くないもの」「不快なもの」に侵食（しんしょく）されるのを防ぐ。
- 「良い」「快い」と感じたものを外部（他人や社会）から内部（自分）に取り入れ、内部にある「良くないもの」「不快なもの」を外部へ追い出す。

といった役割を果たしている。

境界線は、外部から入ってくるおびただしい情報の中から、あなたの自己肯定感を損なうような言葉、あなたに対する勝手なジャッジ、あなたが自分らしく生きるのを妨げるようなルール、あなたに対する一方的で不公平な要求などをきちんと選別し、あなたの内部がそれらによって侵食されないよう守ってくれるのだ。

そのため、境界線が正しく機能している人、他人によって境界線を侵害された（それを僕は「ラインオーバー」と呼んでいる）ときに、きちんと対処できる人の心の中や生活、人生は、自然と、その人にとって「良いもの」「快いもの」を中心に構成されるようになる。

ところが、世の中には、境界線があいまいな人、境界線をひくのが苦手な人、境界線が正しく機能していない人、ラインオーバーに気づかない人、ラインオーバーされても拒否できない人が少なくない。

特に、過干渉やＤＶ、ネグレクトなど、親との関係に何らかの問題があった人は、その傾向が強い。

自分の意見がいっさい通らず、親の要求だけを一方的に押しつけられ、ラインオーバーされ続けるような環境で暮らしていると、守るべき自分の境界線がわからなくなってしまいやすい。

小さい頃から、親や周りの人の「お世話役」を引き受けざるを得ない環境で育った場合も、困っている誰かを放っておけず、相手の責任領域のものまで背負ってしまいがちだ。

もちろん、家庭環境とは関係なく、単に「NO」と言うのが苦手な性格、お人よしすぎる性格、人に嫌われるのを恐れすぎる性格のせいで、ずるずると他人がラインオーバーしてくるのを許してしまう人もいる。

そのような人の場合、

・他人（社会）が決めた「〜は常識」「〜は当たり前」「〜するべき」といったルールを、絶対に守るべきものだと考えてしまう。

・他人（社会）からネガティブな評価を下され、自分でも「自分はダメな人間だ」

と思うようになってしまう。

・他人（社会）から無茶な要求や不公平な取引を持ちかけられたとき、対抗することができず、受け入れてしまう。

といったことが起こりやすく、心の中や生活、人生が、その人にとって「良くないもの」「不快なもの」を中心に構成されやすくなる。

一方で、**ラインオーバーされやすい人は、ラインオーバーしやすい人でもある。**

そもそも境界線があいまいだったり、境界線をきちんと意識できていなかったりするうえ、誰かにラインオーバーされた怒りやイライラを、無意識のうちに、別の誰かの境界線を侵害することで解消しようとしてしまうのだ。

さらに、**境界線があいまいだったり、正しく機能していなかったりすると、自分を責める（自責（じせき））傾向や他人を責める（他責（たせき））傾向が強くなりがちだ。**

自責傾向が強い人は、本来負うべきでない他人の責任まで背負い、なんでも「自分が悪い」「自分のせいだ」と思い込む。

たとえば、進路や職業、結婚、出産等で親の期待に応えられなかったとき、本当は勝手に期待をした親の方に問題があるのに、「親の期待に応えられなかった自分の至らなさ」を責めてしまう。

あるいは、心身をすり減らして努力したのに、上司から課されたノルマが達成できなかったとき、本当は厳しすぎるノルマを課した上司（もしくは経営者）のやり方に問題があるのに、「達成できなかった自分の能力不足」を責めてしまう。

自責傾向が強い人は、他人の何気ない一言にも「自分が責められている」と感じやすく、どうしても自己評価が下がりがちだし、自己肯定感も持ちづらい。

また、自分の責任領域を超えた部分まで一人で背負い込んだ結果、心身を壊してしまったり、パンクしてすべてを放り出してしまったりすることも少なくない。

逆に、他責傾向が強い人は、本来自分が負うべき責任まで他人のせいにする。任された仕事を、明らかに自分の努力不足で達成できなかった部分があるにもかかわらず、「そもそも、自分にそんな仕事を任せた上司が悪い」と考えたり、自分の言動のせいで周囲から敬遠され、距離を置かれているのに、「自分は何も悪くないけど、一方的に嫌われ、いじめられている」と考えたり、傍（はた）から見れば本人にも責任があることでも、ひたすら周囲の人や社会のせいにしてしまうのだ。

他責傾向が強い人は、実は不安が強い人でもある。

「自分は間違っていない」と主張するため、一見自信がありそうな人もいるが、本当は心の中にたくさん不安を抱えていることが多い。

だから、その不安を打ち消そうとして、声高（こわだか）に「自分の正しさ」を主張し、他人を責めてしまう。

このように、正反対に見える「自責」と「他責」だが、根っこは一緒だ。

いずれも、自他の境界線があいまいだったり、自分が守るべき責任領域をきちんと把握できていなかったりするために起こる。

自責傾向が強い人は、本来自分が守るべき領域をはるかに超えた範囲を自分の責任領域だととらえて自分を責め、生きづらさを感じ、他責傾向が強い人は、本来自分が守るべき領域よりもはるかに狭い範囲を自分の責任領域だととらえて他人を責め、「なぜ、自分ばかりがこんな目に」と生きづらさを感じるのだ。

これまで見てきたように、自他の境界線をきちんと引き、自分が守るべき範囲を正確に把握（はあく）し、ラインオーバーをしたりされたりするのを防ぐことは、生きづらさを軽減し、他人のルールに縛られず、自分のルールで生きるうえで、必要不可欠だ。

では、自他の境界線と自分の領域を守るにはどうすればいいのか。

その方法については、次項以降で詳しくお伝えしよう。

土足で入り込み、無茶な要求、不公平な取引をもちかけてくる

まず、他人からのラインオーバーに敏感になる

もしあなたが何らかの生きづらさを抱えていて、かつ「自他の境界線が、自分でもよくわからない」「境界線が正しく機能していない」と感じているなら、まず、**「他人からのラインオーバー」に敏感になってみよう。**

そもそも、どういう状態が「ラインオーバー」なのかわからない場合は、自分の「快・不快」の感覚や、相手とのやりとりの後に感じる「もやもやとした気持ち」に注目するといいかもしれない。

「なんだか嫌だな」「むなしいな」「徒労だ」「バカにされたような気がする」「利用されているのかな」「その言い方はないんじゃないかな」「息苦しいな」……。

そういった、やりきれないネガティブな気持ちを感じたなら、それをきちんと自分で認め、受け入れよう。

このとき決して、「自分の気のせいかもしれない」「自分が気に障ることをしたのかもしれない」「自分にも落ち度があるし」「あの人がそんなことをするはずがない」「あの人にはお世話になっているし」などと、自分で否定してはいけない。

たとえば以前、こんなことがあった。

ある友人と居酒屋で話しているとき、つい盛り上がりすぎて、声が大きくなってしまったのだが、隣に座っていた、彼女連れの強面（こわもて）の男性が、「お前ら、マジで静かにしろよ！」と、急に語気（ごき）を荒げて言ってきたのだ。

僕は「声が大きくなってしまったのは申し訳ない」と思いながらも、相手のその言い方に対しては、非常に不愉快（ふゆかい）な気持ちになった。

最初に穏（おだ）やかに注意して、それでも僕らが聞かなかったなら、声を荒げるのもわかる。

でも僕らがその男性に注意されたのは、そのときが初めてだった。

こういうとき、いつも、「こちらの落ち度はあるけど、普通に言ってくれたらいいのにな」と思うのだ。

自分の言い分をはっきり伝えることと、相手を不快にさせるような言動をとることはまったくの別問題だ。

不快な言い方をされたとき、自分の側に非があったり、自分が相手に対して弱い立場にあったりすると、人はついつい「言われても仕方がない」と、相手の不快な言動もそのまま受け入れてしまいがちだけど、それは違う。

このケースだと、「大きな声で迷惑をかけた」のはこちら側の責任であり、男性にはこちら側に不快であることを伝え、注意をする権利がある。

だが、「わざわざ乱暴な言い方をした」のは男性側の責任であり、こちら側には男性に不快であることを伝え、注意をする権利がある。

「大きな声を出し迷惑をかけた」ことを反省することはもちろん大事だけど、だからといって、「乱暴な言い方をされ、不快に思う気持ち」まで自分で飲み込み、なかったことにする必要はないのだ。

あなたが何らかのネガティブな感情を抱いたという事実は、あなたの領域の中で

は絶対的に正しいことであり、他の誰にも侵されない「真実」だ。

だから、「こんな感情を感じるべきではないんじゃないか」などと思わずに、自然に湧き上がってきた感情の方を採用し、なぜそう感じたのかを考えてみよう。すると、相手の言動によって自分の境界線が侵害されたことに気づくはずだ。

あるいは、起こった出来事ではなく、相手との関係そのものを客観的に観察するのもいい。

「この関係は、ギブアンドテイクのバランスが悪いのではないか」
「自分だけがリスクや責任を背負っているのではないか」
「相手の言い分ばかり聞いている気がする」

そういった「もやもやしたもの」を感じたら、その関係性は公平ではないかもしれない。

もし、「相手が体調を崩していて、あなたが面倒をみている」など、何らかの事情で一時的に公平じゃない状態に陥っているのだとしたら、その関係性がふだんは公平なものなのか、将来的に公平であることを目指せる関係なのかを考えてみよう。

ただ、関係性が公平であるかどうかの判断は、パートナー関係や血縁関係にある人に関してはなかなか難しい。

「愛のある関係」ほど、「愛」に目くらましされて、ラインオーバーに気づきにくいからだ。

パートナーや家族との関係性においてもやもやした感情を抱いた場合も、「愛しているから」「パートナーだから」「家族だから」などと否定することはない。

愛する相手であろうと家族であろうと、もやもやした感情を持つことは普通のことだし、むしろ、もやもやを率直に言い合える方が、より「愛のある関係」だといえるだろう。

「家族である」「夫婦である」「パートナーである」というのは、単に関係性を記述する肩書きにすぎず、それが本当に公平で健康的な人間関係を担保してくれる保証はまったくない。

むしろ、その関係性の肩書きに甘えて、どちらかが一方的な要求を押しつけたりしているというケースの方が多いのではないだろうか。

相手の言動や相手との関係性にもやもやを感じたら、その段階でラインオーバーされている可能性を考えよう。

自分の感覚や気持ちに素直になり、心の声に耳をすまし、もし「ラインオーバーされている」と確信したなら、その事実をしっかり認め、受け入れていこう。

今まで気づかなかった、あるいは気づかないふりをしていた他人からのラインオーバーに敏感になるにつれ、自分が何をされたくないのか、自分にとって要らないものは何か、自分が本当は何を心地良いと感じ、何を求めているのかがわかりはじめ、あなたにとっての「自他の境界線」「守るべき自分の領域」が明確になっていく。

それこそが、他人（社会）からのラインオーバーを防ぎ、あなたの心や身体や生活を守り、自分のルールで自分の物語を生きるための、最初の、そしてきわめて重要な第一歩だ。

そして、自他の境界線や、守るべき自分の領域が明確になれば、自分がラインオーバーして他人の領域に立ち入ったり、他人の責任まで背負ったりすることも、防げるようになるはずだ。

他者から
与えられる
ストレスは

巨大だ。

summary

一度入れたら、入れっぱなしでいい

ラインオーバーを繰り返す相手は、「NO」の棚に分類してしまおう

他人からのラインオーバーに敏感になり、自他の境界線や自分の領域に対する意識が高まったら、次にやるべきことは、**ラインオーバーされたときにきちんとNOをつきつけること、ラインオーバーを繰り返す相手に対しては、境界線に有刺鉄線を張り巡らし、きちんと距離をとること**だ。

しかし、みなさんの中には、「ラインオーバーされたと感じたとき、どう対処し、相手とどう距離をとったらいいかわからない」という人も、おそらくたくさんいるだろう。

そこで、ここでは、ラインオーバーされた際の具体的な対処方法について、段階を追って紹介しようと思う。

【STEP1】 第三者に相談する

ラインオーバーされたかどうかを決めるのは、あくまでもあなた自身だ。

相手の言動に対し、もしあなたがもやもやしたものや不快感を覚えたなら、それは確実に、あなたにとってはラインオーバーなのだ。

ただ、最初のうちは、自分の「快・不快」の感覚を信じきれず、「自分が気にしすぎているのではないか」などと考えてしまう人もいるだろう。

実際、自責傾向の強い人の場合、相手の言動に過剰反応してしまうことがある。

たとえば、相手はまったく気にしていないのに、自分が何か、相手に迷惑をかけてしまったと思い込んで謝罪する。

謝罪された方は、何のことかわからず、あいまいな返事をしたり、「何のことでしょう」「心当たりがありませんが」と答えたりする。

それを「謝ったのに許してもらえなかった」と感じ、さらに自分を責める。

そのような状態に陥ることが、少なくない。

だから、もしあなたが「自分の感覚を信じきれない」と思うのであれば、一度、自分がもやもやしたり不快に感じたりした事柄について、率直かつ客観的な意見を言ってくれそうな、信頼できる第三者に相談してみよう。

【STEP2】 気持ちを伝える努力をする

相手の行為に不快感を覚え、「ラインオーバーされた」と感じたとき、いきなりSTEP3に進み、相手との関わりを完全シャットアウトするのも、場合によっては悪くはない。

相手が話してもわからないタイプであったり、あなたをコントロールするために、わざとラインオーバーをしていたりするならば、それ以上の侵略を避け、あなた自身を守るためにも、そうした方がいいだろう。

ただ、相手に悪気がなく、話せばわかってもらえそうな場合や、あなたがその相手と、できれば良い関係を続けたいと思っている場合は、まず、自分の気持ちを率直に伝えてみよう。

その際、大事なのは、「そういうことをされると、私はつらいです」「そういうことを言われると、私は悲しいです」といったように、「アイ・メッセージ」で話すことだ。

アイ・メッセージとは、アメリカの臨床心理学者トマス・ゴードンが、『親業』という本の中で提唱したコミュニケーションの方法であり、「『私』を主語にして、自分がどう感じたかを伝える」というものだ。

一方、「あなた」で始まる、もしくは「あなた」がどこかに入っている話し方を「ユー・メッセージ」という。

ユー・メッセージは、非難や評価など、相手の考え方を破壊するような影響を与えることが多く、「相手を攻撃する話し方」になりやすい。

不快感を覚えたとき、「(あなたは) なぜそういうことをするのですか」「(あなたの) その言い方は良くないです」など、ユー・メッセージで話すと、相手は自分が攻撃されたと感じ、防衛的なコミュニケーションになってしまう。

せっかく勇気を出して指摘したのに、あなたの思いが伝わりにくくなるのはもったいない。


気持ちをうまく伝えるためには、ほかにもいくつかの技術が必要だ。

以下に、そのポイントを簡単に記しておこう。

①話すタイミングを選ぶ
相手が忙しくしているとき、感情的になっているときに大事なことを伝えても、相手には余裕がなくて、きちんと受け止めてもらえない。

落ち着いて穏やかに話ができるタイミングを見計らおう。

また、もやもやしたり不快感を覚えたりしたことを相手に伝えるタイミングを逸してしまった場合は、メモ書きでもなんでもいいので、一度言葉にしておこう。

もし後で「やはり伝えたい」と思ったなら、時間差があってもいいので伝えてみよう。

②相手への気遣い（きづかい）や感謝の言葉を添える

本題に入る前や話し終えた後に、「お忙しいときにすみません」「聞いていただいてありがとうございました」といった言葉を添えよう。

いきなり本題に入るのではなく、その一言を入れることで、おそらく相手は、あなたの言葉をきちんと聞こうという気持ちになるはずだ。

③伝える内容をしぼる

同時に複数のことを伝えると、本当に伝えたいことがわかりにくくなってしまう。伝える内容は、できるだけシンプルにしよう。

④相手の言い分も聞く

相手がなぜ、あなたがもやもやしたり不快になったりするような言動をとったのか、その理由や背景もできれば聞いておこう。

それによって、相手がどのような考えをもっているかを理解することができるし、もしかしたら、あなたが、相手の言葉を誤って理解していたことがわかるかもしれない。

以上が、気持ちを伝える際のポイントだが、親からのラインオーバーを受け続けてきた人にこうした話をすると、いきなり親に、長年言えずにいた気持ちを伝えようとすることが少なくない。

しかし、僕から言わせれば、ラインオーバーをしてくる親は「ゲームをクリアした後に登場する裏ボス」のようなものだ。

もっとも手ごわく、気持ちが伝わりにくいうえ、「その時点で完全克服しないと、先に絶対進めない」という相手ではないことが多い。

あなたが新たに出会った人たちと好ましい人間関係を築いてしまえば、親の言動があなたの心に与える影響はどんどん小さくなるはずだ。

どうしても親に言いたいことがある人は、身近な信頼できる人とのコミュニケーションの中で「伝える技術」を磨いてからのほうがいいだろう。

【STEP3】相手を「NO」の棚に分類する

あなたが誠実に気持ちを伝えても、相手に聞く気がなかったり、ラインオーバーが続いたりした場合、その相手は「あなたを大切にしない人」であることを認めよう。

たとえ**親や友人、同僚であっても、その相手を躊躇(ちゅうちょ)なく、あなたの心の中の「NO」の棚に入れ、距離を置こう。**

「NO」の棚に入れた相手に対しては、接触しないのが基本だ。「関係を改善しよう」などと考える必要はなく、「話しかけられても、一言、二言でそっけなく返す」「話しながら、ちょこちょこと時計を見るそぶりをする」「誘いにはいっさい乗らない」など、コミュニケーションをとる意思がないことを態度で示し、しっかりと「塩対応」できるように努力しよう。

相手からのメールを「迷惑メール」フォルダに振り分け、目につかないようにするのもいいだろう。

あなたの境界線、あなたの領域を平気で侵害しようとする相手を尊重する必要はないし、そのような相手からの情報をできるだけシャットアウトすることが、あなたの心を穏やかに保ち、あなた自身を守りいたわることにつながるからだ。

以上が、僕なりに考えた「ラインオーバーされた際の具体的な対処方法」だ。

もちろん、人それぞれ考え方も違うし、相手との関係性によって、対処方法も変わってくるだろう。

あとは、これを参考にしながら、日々の生活の中で少しずつＮＯを伝える技術を磨いていってほしい。

「嫌いになってはいけない」「仲良くしなければならない」という呪い

ときには他人を嫌っても、他人の悪口を言ってもいい

自分と他人との間にきちんと境界線をひいたり、ラインオーバーを繰り返す相手を「NO」の棚に分類したりする際、邪魔になるのが、「人を嫌いになってはいけない」「人を悪く言ってはいけない」「誰とでも仲良くしなければいけない」といった「道徳的な考え」だ。

もちろん、人の欠点や至らないところばかりに目を向け、「あの人も嫌い」「この人も嫌い」と思ったり、四六時中誰かの悪口を言ったりするのはおすすめしない。

これは何も、道徳的な観点から言っているわけではない。

そういう生き方は、何よりも、あなた自身を幸せにしないからだ。

人の欠点や至らないところばかり見ていると、他人への期待値がどんどん高くなり、常にイライラするし、心の中に不満や怒りがどんどんたまっていく。

その状態が精神衛生上良くないのは、言うまでもない。

また、そのような人の周りからは、どんどん人がいなくなる。

欠点をあげつらい、悪口ばかり言っている人と、進んで仲良くしようという人は、なかなかいないだろう。

でも**僕は、「絶対に人を嫌いになってはいけない」「絶対に人を悪く言ってはいけない」「絶対に誰とでも仲良くしなければいけない」とも思わない。**

どうしても合わない人を、ときに嫌いになったり、悪口を言いたくなったりするのは、人として当たり前のことだからだ。

人はそれぞれ、異なる考えや価値観を抱いている。

違う人間である以上、家族、パートナー、親しい友人など、どんなに近い関係であっても、考えや価値観が１００％一致することはまずありえないし、考えや価値観が完全に一致しない以上、人は他人の言動に、多かれ少なかれ違和感を覚えることになる。

違和感は、心が「この人の考えや価値観は自分とは違う」と察知したときに鳴るアラームのようなものだ。

その違和感が、自分にとって受け入れ可能な範囲のものであればいいが、受け入れられないものであれば、人は相手に苦手意識や不快感、嫌悪感を抱くことになる。

そしてアラームが鳴ったときには、心や身体が「いったん立ち止まって、しっかり考えよう」というメッセージを発していると思った方がいい。

違和感を自覚し、受け入れ、「自分がなぜ、どこに違和感を覚えたのか」をきちんと考えることは、自分や他人についてより深く理解する、大きなチャンスだ。

その結果、「この人の考えや価値観の違いは許容範囲である」「もう少しこの人との関係を続けたい」と思ったなら、折り合いがつけられるよう努力すればいいし、「この人との違いはどうにも受け入れられない」「この人にはこれ以上近づきたくない」と思ったら、自分の感覚に自信をもって離れればいい。

なお、後者の場合、**「なぜ近づきたくないと思ったか」をきちんと言語化し、「仮説」として持っておくと、他の人間関係にも応用が利くようになる。**

「人を見抜くのがうまい人」は、そういうことを丁寧にやり、自分の中に法則をため込んでいるのではないだろうか。

たとえば、相手がさほど親しくもないうちから、あなたにとっては「余計なお世話」としか思えないお節介を焼いてきて、そこに違和感を覚えた場合、つきつめて考えることで、次のような結論に至るかもしれない。

「自分は急激に距離を詰められたり、親切の押し売りをされたりするのが嫌なのだ。そこに、自分の領域を侵される不快感や、恩着せがましさ、うっとおしさを感じるからだ」

「一見『いい人そう』であり、心身を傷つけてきたりするわけではないけれど、世の中には親切に見せかけた、こちらが拒否しづらく文句もいいづらい形で、じわじわと境界線を踏み越えてくる人がいる」

こうした法則が蓄積（ちくせき）されていくと、次に同じような人に遭遇したときに、最初からラインオーバーさせないよう、距離をとることも可能になる。

ところが、「人を嫌いになってはいけない」「人を悪く言ってはいけない」「誰とでも仲良くしなければいけない」という道徳的な考えは、違和感についてきちんと考えることを邪魔する。

「どのような事情があろうと、人を嫌うこと、悪く言うことは『悪いこと』だ」という考えにとらわれていると、心は、違和感を覚えたこと自体をなかったことにしてしまうのだ。

しかも、道徳的な考えにとらわれすぎていると、悪口を言ってしまったり人を嫌いになったりしたときに、「自分はなんて嫌な（ダメな）奴なんだろう」といった自己嫌悪に陥り、自己評価が下がってしまう可能性もある。

また、僕は、**「他人の悪口を言う人は信用できない」という言葉も、非常に精度が粗いと思っている。**

経験や法則が積み重なっていけば、嫌いになったり悪口を言ったりする前に、苦手な人と距離をとれるようになるかもしれない。

しかし、まだその域に達していないのに、ただ「人を嫌ってはいけない」「悪口を言ってはいけない」と盲目的に思い込み、自分の心の中に芽生えた違和感に気づかないふりをして、相手のラインオーバーを許し、どんどんストレスをため込んでいくのは、自分に対して嘘をつくことであり、正しい境界線を育むのを阻害する。

結局それは、誠実な人間関係を築くにもマイナスに作用してしまう。

多少、悪口を言うくらいのほうが、少なくとも自分に対しては正直だし、むしろそちらの方が、自分に嘘をついて悪口を言わない人よりも健全かもしれない。

ついでに言うと、「嘘をつかない奴は信頼できる」という言葉もやはり大ざっぱで、僕自身は**「他人には多少嘘をついてもいいけれど、自分に嘘をつくのはよくない」と思っている。**

苦手な人に、面と向かって「苦手」「嫌い」と言うのは角が立つけど、「苦手である」「違和感を感じている」ということだけは、自分の中の事実としてはっきり認めよう。

本当は苦手なのに「自分はあの人のことが苦手なんかじゃない」と思い込もうとすると、必ずどこかにひずみが生じる。

自分の気持ちに蓋をしたツケは、自らの心身の不調になって必ず返ってくる。

自分につく嘘のほうが、よほど不健康なのだ。


僕たちは、子どもの頃から、家や学校で「みんなと仲良くしなければならない」と言われて育ったため、ついつい「嫌いだけど、仲良くしなければ」と思ってしまいがちだが、それは子どもの世界の常識だ。

大人の世界には「仲良くないけど、戦争もしない」という状態が存在しており、そういう状態が世の中の均衡(きんこう)を保っている。

全然仲良くなくても、心の中で嫌っていても、多少悪口を言っても、表だって喧嘩していなければ、それだけで十分に合格点だ。

そして、もし誰かのことを苦手だと思ったら、それが家族や恋人だったとしても、接する時間をいったん減らし、好ましい人たちとの人間関係の割合を増やし、自分の心と身体がどう反応するかを、じっくり感じてみよう。

きっと健やかになっていくはずだ。

相手の性格は変えられなくても、自分が関わる人間関係の割合は自由に変えられる。

あなたのことを尊重しない相手から距離を取り、大事にしてくれる相手をより大切にすることが、自分自身を大事にすることにつながるのだ。

納得するまで謝れ！という人は危険。完全にラインオーバー

謝罪は、関係を改善するためだけに行う

さて、他人からのラインオーバーに関係して、一つ、伝えておきたいことがある。それは**「誰かに謝罪するときには、ラインオーバーに気をつけた方がいい」**ということだ。

たとえば、仕事で失敗をして、同僚やクライアントなどに迷惑をかけたとき、金銭や人間関係などでトラブルを起こして家族を困らせたとき、自分の言動が原因で友人や恋人と喧嘩（けんか）になったとき、僕たちは反省し相手に謝罪をする。

「相手からの無茶な要求に応えられなかった」ということであれば、謝罪自体する必要はないと思うけど、明らかに自分に落ち度がある場合、謝罪をするのはとても大事なことだ。

ただ、ここで考えておきたいのが、謝罪をする理由について、だ。

おそらくほとんどの人にとって、「自分や自分の周りの人（家族、恋人、近しい友人、同僚など）の言動によって、何らかの不利益や不快感を与えてしまったことに対し、申し訳なく思う気持ちを相手に伝えたい」というのが、謝罪をする第一の理由だろう。

でも、その裏には「謝罪をしないと、相手の気持ちがおさまらない」「謝罪をすることによって、相手に許してほしい」という思いもあるのではないだろうか。

不祥事を起こした企業が謝罪会見を行うのは「企業のさらなるイメージダウンを防ぎ、消費者に許してもらうため」であり、部下がミスをして、取引先に迷惑をかけたとき、上司が謝罪をするのは「取引関係を失わないため」だ。家族や友人、恋人などに対して謝罪をする際にも、「許してほしい」という気持ちがあるだろう。

それを「不純だ」などというつもりは、もちろんないし、僕自身、誰かに謝るときには、やはり「許してほしい」と心のどこかで思っている。

問題は、「許してほしい」という気持ちが「許してもらえるなら何でもする」という気持ちに変化しやすく、そのために**相手からのラインオーバーを許し、自分の人生のコントロール権を手放してしまいやすい**点にある。

「謝罪をする」ということは、「自分（たち）に落ち度があること」を認めていることであり、どうしても相手に対して負い目を感じ、立場が弱くなる。

そして、世の中には「心を込めて謝ってくれさえすれば、すべてを水に流す」という善良な人だけでなく、謝罪した側の負い目や、その裏の「許してほしい」という気持ちにつけ込んでくる人も少なくない。

「ごめんですんだら警察はいらない」「悪いと思っているなら誠意を見せろ（態度で示せ）」などと口にするのは、だいたいこの手合いだし、わざと車にぶつかって、示談にするかわりにお金を請求する「当たり屋」や、わざと商品やサービスに文句をつけ、値引きや追加のサービスを要求するタイプのクレーマーなども、まさに謝罪する側の負い目を利用している。

また、「北九州監禁殺人事件」や「尼崎連続変死事件」（いずれも、主犯が周囲の人をマインドコントロールし、殺人などをさせた事件）をみると、主犯はまず、相手に何らかの負い目を抱かせ、そこからじわじわと相手の生活や思考を支配している。

これらは極端な例かもしれないが、「謝罪する側が、ついつい相手の言いなりになってしまう」というのはよくあることだし、もしかしたらみなさんにも覚えがあるのではないだろうか。

それでは、いざ謝罪することになったとき、相手からのラインオーバーを拒否したり、相手からの要求にNOを言ったりするためには、どうしたらいいのだろうか。

そのために必要なのは、**「心を込めて謝罪すること」と「相手に許してもらうこと」「相手からのラインオーバーを許すこと」は、まったく別の問題だということを、しっかり認識することだ。**

謝罪や反省は、こちら側（謝罪をする側）の領域であり、責任をもって行う必要があるが、「許すかどうか」はあくまでも相手側（謝罪される側）の領域だ。

ちなみに、僕は以前、ある人から「謝罪の目的は許してもらうことではなく、相手に与えた迷惑や損害を認め、その痛みを真剣に慮（おもんぱか）ること。『関係を改善すること』にある」と教えられたことがある。

さらにそこから、どのような態度でどのように行動すれば、お互いにとってよりよい状況になるのかを、対話しながら考え尽くすこと。

それが、フェアな謝罪のあり方ではないか、と。

ここで大事なのは、目指すゴールが「お互いにとってよりよい状況」であるという点。

片方がストレスを感じたり、不利益を被ったりするような関係に着地してはいけない。

何らかのトラブルが発生し、あなたが謝罪する立場になったなら、とにかく、申し訳なく思っていることをしっかりと伝え、反省し、改めるべきところは改める努力をすること。

それでも相手が納得していない場合、何がひっかかっているのかを冷静に探り、検討しよう。

相手が求めている内容が、客観的に見て妥当（だとう）で公正なものであり、あなたにとって無理なく応じられる範囲のものであれば、受け入れてもいい。

しかしそうでない場合は、相手との関係性自体を見直す必要があると、僕は思う。

謝罪をしているあなたに、必要以上の要求をしてくる相手と、果たして今後もフェアな人間関係を作ることができるだろうか。

なお、相手が求めているものを検討する際には、決して「許してもらおう」と必死になったり焦（あせ）ったりしないこと。

もし信頼できる第三者がいるなら、その人に丁寧に事情を説明し、意見を聞いてみるのもいいだろう。

傷

summary

絶対ではなくとも、「相対的に安心できる相手」を探す

心が弱っているときは、自分をジャッジする人から離れる

人間関係については、ほかにも守るべき鉄則がある。

それは**「心が弱っているときは、自分をジャッジする人から離れた方がいい」**ということだ。

僕の周りには、絶望を抱えながら、一生懸命に人生を立て直そうとしている、大切な人たちがいる。

彼らは事態を前に進めるため、いろいろな行動を積み重ねたり、いろいろな人と会ったりしている。


しかし、人と会うためには気力が必要だ。

特に、人生再構築クラスの事態から立て直しを図らねばならないとき、その人のHPは過去最低レベルに低くなっていると考えた方がいい。

通常の8倍くらい傷つきやすく、敏感になっているのだ。

そのような状態にある人にとって、気力は貴重な資源であり、いたずらに消費するわけにはいかない。

そこで、「誰と会うか」が非常に重要となる。

会った後で「本当に会ってよかった」「会ったおかげで元気が出たし、前向きな気持ちになれた」と心から思える人もいれば、「会わなければ良かった」「気力を消費し疲れてしまった」「焦りや絶望を感じてしまった」と思ってしまう人もいるからだ。

そして残念ながら、世の中には、後者に該当（がいとう）する人の方が多い。

では、心が弱っているときに会っておいた方がいいのは、一体どんな人なのか。

簡単に言うと、**「元気がないときに会っても、『また会いたい』と思えるような人」「自分を守らなくてもいい（防衛コストを一切払わなくてもいい）ほどに安心な人」**だと、僕は思う。

もう少し具体的に特徴を書くと、以下の通りになる。

・あなたを「ジャッジ」しない。

・強い言葉を使わない。
・強い感情をあらわにしない。
・あなたに「要求」をしない。
・100％ポジティブな人よりも、3割程度の「闇」がある。

こういう人に使う時間やエネルギーの割合を可能な限り高めることで、人生や気持ちの立て直しは、かなり早まるだろう。

逆に、あなたをジャッジする人や強い言葉を使う人、強い感情をあらわにする人、あなたに要求をする人、ポジティブすぎる人に会うと、気力をいたずらに消費することになりかねない。

まず、人は自らが評価の対象として誰かの目にさらされているとき、生理反応として防衛的になる。

入学や入社、昇進試験の面接、あるいは合コンやお見合いなどのとき、自分の気持ちや態度がどのような状態だったかを考えてみよう。

ほとんどの人は、無意識のうちに「ネガティブなジャッジを下されないようにしよう」「ポジティブなジャッジが下されるようにふるまおう」と身構え、神経をとぎすませる。

それは、「安心」や「リラックス」とは対極にある状態だ。

同じように、自分の気持ちや意見を言ったとき、「それは違う」「それはおかしい」もしくは「それが正解だ」などと言ったり、「あなたは～な人だよね」と決めつけたりしがちな相手に対して、人は安心して自分の思いを伝えることができないし、ジャッジによって傷つかないために膨大（ぼうだい）な気力を消費しなければならず、回復にまわすべきエネルギーが足りなくなる。

また、強い言葉を使う人、強い感情をあらわにする人を相手にすると、やはり人は安心して話ができなくなるし、心が弱りきっているときに「元気出せよ！」「頑張って！」などと言われたり、「～してほしい」と一方的なアドバイスをされたりしても、とても素直に受け入れることはできないだろう。

さらに、ポジティブすぎる人も、弱った心には、かえって毒になることがある。

「3割程度の『闇』がある人」というのは、昔、患者さんが僕に教えてくれた表現で、具体的にいうと、いろいろな苦労や悲しみを経験していて、人間の弱さや醜さに対して寛容な人のことだ。

100%性善説のポジティブな「光」の人は、自分が一番しんどいときには、眩しすぎてつらくなってしまうことがある。

ポジティブすぎる人にはなかなか、「心が弱る」という状態を理解してもらえなかったりするし、「自分はなぜ、こんな風に明るくいられないんだろう」と、コンプレックスが刺激されてしまいかねないからだ。

元気がないときに他人と接すると、本当にいろんなことが見えてくる。

あからさまにマウントしてくるような人は論外として、相手は善意から励ましてくれたり、いろんなアドバイスをくれたり、いろんなことを取り計らってくれたりしているのに、「ありがたいけれど、何かが違う」と感じることもある。

その感覚は、大事にした方がいい。

「私は大丈夫」「元気だよ！」と示さなければいけないような気持ちになってしまったとしたら、相手は少なくとも「最優先で」会うべき人ではない。

上手く言えないけど、誰かの絶望にきちんと寄り添える人は、「いま苦しんでいる『あなた』と、それを聴いている『私』は、違う苦しみを抱えているけど、本質的には同じだ」ということを、心から理解できている人だと思う。

だから彼らは、他人をジャッジしないし、自分の意見を押しつけたりもしないし、相手が本当に欲しているものが何であるかをわかっている。

心が弱っているときに最優先で会うべきなのは、そういう人だ。

仮に今、あなたが自分自身や人生に絶望しており、HPが1ケタになってしまっているとしよう。

そんなとき、あなたにとって何よりも必要なのは、表面的な慰めや励ましではなく、**自分が生きてきた道筋や今感じていることを、ありのまま肯定してもらうこと**ではないだろうか。

たとえば、あなたが「死にたい」「自分は空っぽで価値がない」「消えてしまいたい」と思い、それを口にしたとする。

おそらく「そんなこと言うなよ」「十分に価値があるよ」といった言葉は、あなたの心には届かないだろう。

あなたのそうした気持ちや、それでも今まで頑張って生きてきたという事実を、相手が「良い」「悪い」といった判断を下さず、丸ごと受け入れてくれたとき、あなたは初めて安心し、「本当はどうしてほしいか」「どうなりたいか」「これからどうするべきか」を考えることができるようになるはずだ。

その人が見てきた世界の中でのことは、結局はその人にしかわからない。

それを見ていない他人が、自分の理解できる範囲の話に無理矢理矮小化したり、ジャッジしたりすることは、相手の人生や尊厳を侵すことであり、積み重ねてきた安心や信頼を一瞬で崩壊させてしまいかねない。

「相手の人生や今感じていることを、ありのまま肯定する」「他の人の人生をリスペクトする」というのは非常に難しく、それができる人はどうしても限られる。

そのため、心が弱っている人は、「会える人」がどんどん減っていく。

「あなたにこそ、自分の苦しみや絶望を理解してほしい」と思った相手から、そうした態度を得られなかったり、失われたりしたら、その失望や苦痛は大変なものだ。

そして、「頑張って人に会ってはみたものの、結果的にしんどくなったり失望したりする」を繰り返しているうちに、少しずつ他人と疎遠（そえん）になっていき、「誰もいなくなってしまった」ように感じてしまう。

でも、たとえ**「絶対的に安心できる相手」が見つからなかったとしても、「相対的に安心できる相手」を探すことは大事だ**と、僕は思う。

心が弱っている自分のことを、完璧に理解してくれなくてもいい。

ただ、一生懸命に自分の人生や自分が今考えていることを受け止めようとしてくれている。

そうした人たちとの時間を積み重ねていくことは、きっと、心や人生を再構築するための基盤になってくれるはずだ。

他人のルール
に縛られず、

自分のルールで生きる。

ご協力ありがとうございました。

郵便はがき

切手を
お貼りください

105-0003

（受取人）

東京都港区西新橋2-23-1
3東洋海事ビル
（株）アスコム

NOを言える人になる
他人のルールに縛られず、
自分のルールで生きる方法

読者　係

本書をお買いあげ頂き、誠にありがとうございました。お手数ですが、今後の出版の参考のため各項目にご記入のうえ、弊社までご返送ください。

お名前	男・女	才
ご住所　〒		
Tel	E-mail	
この本の満足度は何％ですか？		％
今後、著者や新刊に関する情報、新企画へのアンケート、セミナーのご案内などを郵送またはeメールにて送付させていただいてもよろしいでしょうか？　□はい　□いいえ		

返送いただいた方の中から**抽選で5名**の方に
図書カード5000円分をプレゼントさせていただきます。

当選の発表はプレゼント商品の発送をもって代えさせていただきます。
※ご記入いただいた個人情報はプレゼントの発送以外に利用することはありません。
※本書へのご意見・ご感想に関しては、本書の広告などに文面を掲載させていただく場合がございます。

職場の
人間関係〈編〉

社会

summary

自分の領域を侵害され、心、身体、人生を壊されてしまう人も

もやもやする職場の人間関係や環境、ルールは、一度きちんと見直そう

「人間関係の基本〈編〉」では、NOを言える人になり、自分にとって好ましい人や言葉、ルールで自分の心や生活、人生を満たすことの大切さ、自分と他人の間の境界線や、自分が責任をもって守るべき領域を意識することの大切さについて話してきた。

続く、この「職場の人間関係〈編〉」では、特に「職場における人間関係」「職場の環境やルール」について考えていきたいと思う。

子どもの頃の人間関係の中心は家庭と学校であり、それらは子どもの人格や価値観を形成するうえで大きな影響を与える。

しかし、子どもには親（家庭）や学校を主体的に選ぶことはできないし、厳しい環境の中で自分の心や身体を正しく守る技術も持ち合わせていない。

トランプなどで、最初に配られたカードが不利だと、どうしても不利なゲームを強いられてしまうように、家庭や学校の環境が好ましいものでなかった場合、その人の人生は、環境に恵まれた人に比べて、どうしてもハードモードになりがちだ。

残念ながら、この点に関しては、社会は不公平だと言わざるをえない。

一方、成長し社会に出ると、人間関係の中心は「職場」に移る。

多くの人は、学生生活を終えた後、基本的には就職した会社で「社会人として」生きていくためのルールや技術の多くを学ぶことになるし、平日なら、一日24時間のうち、3分の1以上を職場で過ごすことになる。

職場は、大人になって以降の生活や人生の土台であり、職場の人間関係は、家庭や学校での人間関係と同等か、それ以上に重要だといえるだろう。

だからこそ、**職場の人間関係のルールや環境を見直すことは、自分らしく幸せな人生を送るうえで必要不可欠だ。**

世の中には、本当の意味で人を大事にしてくれる職場に恵まれ、自分の領域を不当に侵害されることなく、幸せに穏やかに生きられる人もいれば、ラインオーバーを繰り返す経営者や上司、同僚、取引先などによって、自分の領域を侵害され、ときには心や身体、生活、人生を破壊されてしまう人もいる。

忘れられないのが、大学時代に苦楽を共にした僕の親友のことだ。

彼は運動部のキャプテンで、成績も優秀で、とても優しくて、他人の魅力に光を当てるのが得意で、彼の周りにはいつも人があふれていた。

本当のリーダーとは彼のようなことをいうのだろうと、僕はひそかに憧れていた。

しかし、大学を卒業し、ようやく医師人生の入口に立った研修医のとき、彼は心身の体調を崩し、自死をとげてしまった。

他の組織同様、医療の現場でも、放っておけば研修医や新人職員など「もっとも弱い立場の人」に負担が集中する。

後から知ったのだが、実は臨床研修医というのは、約3割の人がうつになるほどの、世界共通のハイリスクな仕事だといわれている。

彼に何が起きたのか、なぜこのような環境が放置されてしまっているのか、優しくて善良で、どう考えても幸せになるべき彼のような人間が、なぜこのようなことになってしまったのか。

僕がメンタルヘルスという領域に興味を持った原体験だ。

また、別の僕の女性の友人は、最初に就職した会社で厳しいノルマを課され、心身のバランスを大きく崩してしまった。

彼女の上司は「たとえ99点とっても、100点でなければ0点と同じだ」が口ぐせで、その言葉（ルール）によって、部下たちをどんどん追い込んでいたこともあったそうだ。

当然のことながら、99点は99点であり、決して0点ではない。

「99点は0点と同じ」などというのは、上司が勝手に決めた何の根拠もないルールにすぎず、社会に出るまでは友人自身もそんな価値観は持ち合わせていなかった。

しかし、友人が素直すぎたのか、彼女の脳内には上司のルールがインストールされてしまい、会社を辞めた後もしばらく、それに縛られ悩まされていた。

職場の人間関係は密で影響力が大きく、どのような環境でどのような人とどのような関係を作るかは、その後のあなたの心や生活、人生のあり方を左右する。

ただ、知識や経験が蓄積されている分、大人は子どもよりも、好ましい人間関係を作るための技術を身につけやすいし、職場や働き方は自由に選ぶことができる。

もちろん、全員が希望した会社に入り、希望した部署に配属されるわけではないが、選びようがない親（家庭）や、住んでいる地域、学力、親の経済力や価値観などによって、ある程度決められてしまう学校に比べれば、職場や働き方の選択肢の幅は果てしなく広いといってもいい。

もしあなたが、現在の職場の人間関係や環境、ルールに不快なもの、もやもやしたものを感じているなら、一度きちんと見直し、あなたにとって好ましくない関係性やルールには、少しずつNOをつきつけていこう。

そのうえで、どう頑張っても自分の境界線や領域を守りきれないとわかった場合は、職場自体に対してNOを言う（退職や転職をする）のもありだと、僕は思う。

あの人

summary

あなたの真面目さや善良さにつけ込み、利用しようとする

職場は不公平なトレードだらけだ

最初にみなさんにお伝えしたいのは、**「職場には、不公平なトレードがあふれている」**ということだ。

僕たちは日々、いろいろなものを他人とトレードしながら生きている。

家族や恋人、友人とは愛情や思いやりをトレードし、お店では商品やサービスと代金をトレードし、職場では労働時間や労働力、能力、アイデアなどと給料をトレードし……。

この世の中は、そうしたおびただしい数のトレードによって成り立っている。

ただ、トレードは必ずしもフェアに行われているとは限らない。

代金に見合わない商品やサービスは山のようにあるし、愛情や思いやりに関しても、「一方ばかりが愛情を注ぎ、もう一方はそれに応えるどころか、愛情や恩を仇(あだ)で返すようなことをする」というのは、よくあることだと思う。

もちろん、職場においても同様だ。

というより、職場こそ、不公平なトレードに満ちているといえるかもしれない。

たとえばあなたは、職場でこんな状況を味わったことはないだろうか。

・いわゆる「ブラック企業」で、パワハラが横行(おうこう)し、上司や経営者によって厳しいノルマを課され、サービス残業の連続で、睡眠時間もろくにとれない。
・形骸(けいがい)化した意味のない会議や打ち合わせ、手続きに、やたらと時間をとられる。
・「一番年下である」「女性である」などを理由に、ほかの人がやりたがらない雑用を押しつけられる。
・上司や同僚に仕事の邪魔をされたり、手柄を横取りされたりする。
・良かれと思って同僚の手伝いを申し出たら、どんどん仕事を押しつけられ、ミスの責任まで負わされる。
・やる気のない部下の教育を任され、仕事の足を引っ張られ、ストレスばかりがたまっていく。
・クライアントが、代金に見合わない無茶な注文ばかりしてくる。

ほかにも、たとえば「コンビニのアルバイトが、売れ残ったクリスマスケーキを自腹で買い取りさせられる」とか「台風がきたとき、『明日電車が泊まるのを見越して、自腹で職場の近くのホテルに泊まれ』と上司に命令される」といった話を、よく耳にする。

これらはいずれも、完全なラインオーバーであり、職場における不公平なトレードの実例でもある。

本来、あなたと経営者、あなたとクライアントは、給料や代金と引き換えに、あなたがそれにふさわしい時間や労働力、能力、あるいは商品やサービスなどを提供するという、フェアなトレード関係にあるべきだ。

また、あなたと上司、あなたと同僚も、互いの利益、互いの幸福のために、フェアに時間や労働力、能力、アイデアなどをトレードし合う関係にあるべきだ。

それこそが健全で公平な人間関係だと、僕は思う。

ところが、社員や仕事を受注する側は、しばしば経営者やクライアントから、不公平なトレードを要求される。

世の職場には、「自分だけが得をしたい」「自分の存在感を示したい」「少しでもラクをしたい」「自分の身の安全さえはかれればいい」「自分より目立つ人間は許せない」といった思いを抱え、あなたの真面目さや善良さ、罪悪感、立場の弱さなどにつけ込み、利用しようとする人間が少なからずいる。

彼らは「社会人とは〜であるべきだ」「管理職とは（部下とは）〜するべきだ」「お客さま（お金を払う側）は神様だ」といった一方的なルールを押しつけ、あなたの領域を平気で侵害し、あなたの時間や労働力、能力を、さらにはあなたの価値観やルール、幸せで穏やかな生活、人生そのものさえ奪っていくのだ。

今までのあなたは、もしかしたら、そうした他人のルールを疑うことなく受け入れ、「社会人とはそういうもの」「自分は管理職だから（もしくは部下だから）仕方がない」「自分は仕事をもらう立場だから仕方がない」と、そのような不公平なトレードやラインオーバーをおとなしく許していたかもしれない。

「頼りにされているうちが花」と、自分に言い聞かせてきた人もいるだろう。

しかし残念ながら、**不公平なトレードを繰り返した先には、あなたにも、そして不公平なトレードを持ちかけた相手にも、おそらく後悔が待っている。**

どのような後悔が待っているかについては、次項で詳しくお話ししよう。

summary

会社員としての価値、評価は定年退職するとはぎとられる

不公平なトレードが、ミッドライフ・クライシスを招く

あなたは、「ミッドライフ・クライシス」という言葉をご存じだろうか。
これは、30代後半から50代にかけての中年期に訪れる深刻な精神的危機のことで、男女を問わず、約80％の人が経験するといわれている。

たとえば、「競争に勝ち、いい学校、いい会社に入って出世すること」「働いて少しでも多くのお金を稼ぎ、いい暮らしをすること」「会社や社会に求められる人材になり、ときには自分の時間や生活を犠牲にしても、会社の利益に貢献すること」などを「正しい」「幸せ」と信じて生きてきた人が、人生の後半にさしかかったとき、それまでの生き方に疑問を持ったり、価値がないと感じたりすることがある。

同時に、「自分らしい生き方をしたい」という気持ちが高まり、「今、自分がやっていることは、自分が本当に求めていることなのか」「もっと良い生き方があるのではないか」と、自分の人生のあり方や意味を問い直さずにいられなくなる。

一方で、中年期にさしかかると、どうしても若い頃に比べて体力や気力、記憶力、容姿などが衰えてくる。

これまで頼りにしていた「必勝パターン」が通用しなくなり、能力の限界を感じることが多くなり、「自分は会社や社会にとって要らない人間なのではないか」と考え、不安や恐怖に襲われたり、苦しんだりするようになる。

同時に、「人生は有限であり、元気に動ける時間も限られている」と実感し、「このまま、今までと同じように生き続けていいのだろうか」「自分の人生は無意味なのではないか」という思いがどんどん強くなっていく。

それが、ミッドライフ・クライシスだ。

そして、**人生の前半（40代くらいまで）に、頑張って会社や社会に適合してきた人、すなわち「自分の中にインストールされた会社や社会のルールを、疑うことなく素直に受け入れてきた人」**ほど、ミッドライフ・クライシスに陥りやすいといわれている。
その結果、うつ状態になってしまったり、あるとき突然、仕事や家庭を放り出してしまったりする人も少なくない。

僕たちは子どもの頃から、親や学校、メディアなどによって「素直な良い子であること」を求められ、「社会で成功すること」「社会の役に立つこと」「競争に勝つこと」を目指すよう教育され、会社員として働き始めると、「会社に求められる人材であること、会社が求める価値を作り出すことこそが善である」という価値観、ルールを刷り込まれていく。

しかし、当然のことながら、それらは「自分が本当に心から望んでいること」「自分の人生にとっての善」とは異なる。

もちろん、社会全体の経済を回すには会社という形態が必要であり、「会社や社会のルールを、自分の中にある程度インストールしておく」というのは、会社や社会の中で生きのびていくためには、ある程度有用かもしれない。

だが、それらをフルインストールして自分の価値観を完全に上書きし、人生のコントロール権を手放してしまうのは考えものだ。

後で詳しく話すけど、**会社や社会の価値観、ルールは、決してあなたを本当の意味で幸せにはしてくれない。**

それらは、基本的には競争原理に基づいているからだ。

競争に勝てばお金や名誉が手に入り、一時的に自己評価が上がるかもしれないが、そこには常に「今度は負けるかもしれない」「負けたらどうなるんだろう」という不安がつきまとうし、実際、人は永遠に「勝ち続ける」ことはできない。

競争に勝つことで得られる幸せは、決して長続きはしないのだ。

また、会社や社会、会社や社会のルールを脳内にフルインストールした他人は、あなたに「良き歯車」であることを求め、その単一的な価値観に基づいて、あなたを一方的にジャッジする。

会社や社会からの要求に応えられている間は、それなりにいい評価が下され、承認欲求が満たされるかもしれないが、競争に負けたりミスをしたり「欠点」がクローズアップされたりすると、たちまちあなたには厳しい評価が下される。

「会社に求められる人材になる」「社会の役に立つ」という気持ちも大事であり、決して否定されるべきものではないが、そうした気持ちは不公平なトレードに利用されやすいため、注意が必要なのだ。

特に若いうちは、「会社に求められるままに、頑張って応える」という契約関係になりがちだが、会社のルールを鵜呑み(うの)みにし、会社のシステムに乗っかり、会社の要求に応えられる能力があることをアイデンティティにしてしまうと、人生のどこかのタイミングで後悔することになりかねない。

たとえば、銀行で融資(ゆうし)を担当している人が、周りから「優秀だ」と評価されているとする。

でも、その評価のベースとなっているのが、「扱っている融資の額が大きい」

「融資のジャッジが的確である」といったことだけであれば、それは単に「銀行員として優秀である」「融資の技能、会社の中で役に立つ技能が優れている」ということでしかない。

もちろん、技能が優れているのは誇るべきことであり、技能を伸ばすことで得られる幸福も大事だが、技能はあくまでもその人の一面にすぎず、非常に環境依存的、一時的なものでもある。

技能だけ切り分けて褒（ほ）められるのは、「お金をたくさん持っていていいですね」「顔がかわいいですね」と言われるのと同じようなものだ。

そして、**会社員としての技能や価値、評価がどれほど高まっても、定年退職すると同時に、それらははぎとられる。**

ミッドライフ・クライシスに陥らなかった人でも、60代以降になると、突然、「あなたの人生における、技能や職業以外の喜びや生きがいは何か？」という問いに直面せざるをえなくなる。

趣味らしい趣味を持つこともなく、60代になって定年を迎え、仕事から切り離されたとき、「自分には仕事以外にやりたいこと、喜びや生きがいを見出せるものが何もない」と気づく人は少なくない。

こうしたことは、不公平なトレードによって損をさせられがちな人だけでなく、会社や社会のルールを利用して、多少なりとも「おいしい目」を見てきた人にも等しく訪れる。

ミッドライフ・クライシスや定年退職後の虚無感に襲われないためには「会社や社会が『是』とする価値観は、あくまでも他人の都合で考えたものであり、自分を本当に幸せにしてくれるとは限らない」ということに気づくことだ。

それらが本当に自分にフィットしているのか、どこかのタイミングでしっかりと検証し、「合わない」「不快だ」「必要がない」と感じたルールや関係性にはNOをつきつけ、自分のルールに基づいて生きる道を探すしかないのだ。

なお、これまでさまざまな友人や患者さんたちと接してきて感じるのは、「中年期にさしかかった時点で、自分が幸福な人生を歩むことをあきらめてしまっている人が、たくさんいる」ということだ。

彼らもやはり、他人（会社や社会、親、身近な他人など）の価値観、ルールを脳内にフルインストールし、絶対的なものだと信じている。

そのため、その価値観やルールに適応できず、会社や社会や身近な他人からネガティブな判断を下されている自分のことを「ダメ人間」「能力も魅力もない」「幸福になる価値がない」と思い込んでしまっているのだ。

当然のことながら、それは大きな間違いだ。

彼らが考えている「幸福」は、ある一時代の社会において理想とされ、追うべきモデルの一つとして提唱されたものにすぎず、今、この時代を生きる彼らの心にフィットし、安らぎをもたらしてくれるものではない可能性が高い。

むしろそのような、いわば「偽物（にせもの）の幸福」をつかまされ、縛られずにすんでいる分、彼らの方が、より早く「自分が心から求めるもの」に気づき、それを追求し、本当の幸福を得られる可能性が高いといえるかもしれない。

人生の時間は限られている。

自分を縛っている他人のルールを断ち切り、自分のルールに基づいて生き直すタイミングは、早いに越したことはないのだ。

今こそ、NOを言い、

自分の人生を取り戻すときだ

「我慢スキル」でお金をもらってもつまらないだけ

人間の脳は、パソコンのハードディスクのようなものだ。
そこには親や教師、会社の上司、メディアなどによって、さまざまなソフト（価値観やルール）がインストールされ、僕たちの思考や行動のもとになっている。

もちろんそうしたソフトの中には、この社会で生きていくうえで欠かせないもの、役に立つものも数多く含まれているが、ときどき、要らないソフトや不良ソフト、パソコンに合わないソフトも混じっていて、それがパソコンの動きを鈍くしたり、不具合を生じさせたりもする。

「我慢は美徳」という名のソフトも、その一つだ。
「我慢は美徳」というのは、他人に我慢をしてもらったほうが都合がいい人たちの勝手なルールにすぎない。

もちろん、社会でうまく生きていくうえで、我慢というスキルが必要になることもあるだろう。

しかし、それは短期的にはつらいことがあっても、長期的にはそれを上回るメリットがあるときに限って発揮されるべきスキルだと思う。
「我慢することそのものが美徳だ」などというのは大嘘だ。

しかも、たいていの人の「我慢スキル」は、小卒（もしくはそれ相当）の経験ですでに十分に備わっている。

ゲームでいうところの「守備力」だけが突出している状態なのに、それをさらに高めようとするだけなので、育成戦略としてあまり意味がない。

守備力だけが高いキャラクターは敵の攻撃を一身に受けるサンドバック役にされてしまうのがゲームの定石だが、それがあなたの望むことだろうか。

「我慢」はあくまで手持ちのカードの一枚にすぎず、すべての局面を乗り切れるほど便利なものではないことを知るべきだ。

ところが、**今の日本において、多くの人は必要以上に我慢を重視し、我慢しすぎている。**

小さい頃から、家庭や学校で「我慢しなさい」とか「人に迷惑をかけてはいけない」と言われ、「素直な良い子」であれば褒められ、わがままを言えば叱られるため、「我慢は美徳」という価値観、ルールが当たり前のようにしみついてしまっており、誰かに強制されなくとも、自ら進んでつらいことや努力や我慢をしようとするし、どんなにしんどくても、自分を喜ばせたり休ませたりすることができない。

残業代どころか、給料も十分にもらえない「ブラック企業」で、厳しいノルマを課されプレッシャーをかけられ、心身ともにギリギリまで酷使しながら働く人、苦痛でしかない人間関係を続ける人が世の中にあふれているのは、そのためだ。

しかも、彼らはおそらく、どれほど理不尽な状況に置かれても、「人生には我慢も大事」「自分さえ我慢すれば」などと考え、身体が悲鳴を上げていても「このくらい我慢できなくては生きていけない」「まだまだ我慢が足りない」などと思っているはずだ。

それほどまでに我慢を続けた自分に対して、「まだ我慢が足りない」というのは、果たして正しい認識といえるだろうか。
これは明らかに、生存戦略として誤っていて、非常に危険な状態だ。

人間の脳は、自分が理不尽な状況に置かれ、つらさを感じると、何とかしてラクになろうとする。

つらい状態を「つらい」と認識したままいつまでも続けるのは不可能だからだ。

その際、本来なら「理不尽な状況を変える」「理不尽な状況から逃げ出す」というのが、もっとも健康的な解決方法なのだが、理不尽な状況を変えたり、理不尽な状況から逃げ出したりするには、大きなエネルギーが必要だ。

状況を変えるには、他人への働きかけが不可欠であり、「住み慣れた環境を捨て、新たな環境に飛び込む」ことに、多くの人は不安や恐怖心を抱くからだ。

すると、脳は驚くべきことに、つらい状態に対する認識自体を変えようとする。

つらい状態を「つらくない」「この程度はまだ耐えられる」と考えるようになる

のだ。
その方が、環境に働きかけたり、環境から飛び出したりするよりもラクだと判断するためだ。

また、人間が、ある感情を出さないようにしていると、その感情は退化するといわれている。

怒りや悲しみ、つらさなどの感情を自分で抑えようとしたり、人に伝えずに我慢したりしているうちに、自分の欲求や気持ちがだんだんつかめなくなっていくのだ。

だが、**これらはただ、心に蓋(ふた)をしているだけにすぎない。**

なかったことにされた「本来の感情」は、蓋の下でたまり続け、徐々に圧力を増していき、いつか必ず爆発する。

「会社に向かう電車の中で、突然涙が出る」といったように、心身の不調となって表面化するのだ。

ストレスによって自律神経が乱れ、「疲れやすくなる」「食欲不振や過食・拒食になる」「眠れない、または眠りすぎてしまう」「じんましんが出る」「胃痛、下痢、肩こり」など、体に症状が現れることもあれば、「うつ状態になり、物事に興味や喜びを感じられなくなる」「脳の働きが低下し、集中力がなくなり、思考がまとまらない」「ささいなことでイライラする」など、心に症状が現れることもある。

こうした状態は、「このままだとあなたの心と身体は崩壊しますよ」というアラームが鳴っている状態だと理解しよう。

「我慢は美徳」という価値観は、あなたの本来の感情を感じる機会を奪い、抑えつけ、今のあなたに本当に必要なものを判断する能力を奪う。

そのデメリットは我慢そのものによって得られるメリットよりもはるかに大きいので、さっさと脳内からアンインストールしてしまった方がいい。

なお、「我慢は美徳」という価値観がインストールされていると、人はたいてい「ラクしてお金をもらうこと」に罪悪感を抱きがちだ。

実際、老若男女を問わず、「今やっている仕事は、自分にとって全然つらくないのに、お金をもらうのが申し訳ない」といった言葉を口にする人は少なくない。

彼らはたいてい、自分自身をどんどん「つらい環境」に押し込めようとするし、少しでも時間があくと、すかさず仕事ややるべきことを入れようとする。

最初は大変だった仕事に少しずつ慣れ、余裕が生まれると、そこに新たに大変なこと、苦しいことを入れてしまうのだ。

このタイプの人は、おそらく「お金は、『苦労』や『我慢』の代償として支払われるものである」という思考がベースにあるのだろう。

そして、その考え方は、身近な他人（親や上司など）から植えつけられた可能性が高い。

でも、冷静に考えてほしい。

給料や代金は、あなたの時間、労働力、能力や、あなたが生み出した「価値」、あなたが提供した商品やサービスに対して支払われるものであり、あなたがどれだけ苦労したか、我慢したかは一切関係ない。

僕たちは別に、お金と我慢をトレードしているわけではないのだ。

給料や代金をもらうときに、「こんなにラクにお金をもらってもいいのかな」という気持ちが浮かびそうになったら、「自分はそれだけの価値を生み出したのだ」「自分にはそれだけの価値があるのだ」と考え直すようにしよう。

もちろん、特に仕事を始めたばかりのとき、修業によって何かを身につけなければならないときなど、仕事の場において、どうしても我慢が必要なこともある。その場合も、ただ「新人（修業の身）だから我慢しなければ」と素直に受け入れてしまうのではなく、

・我慢することで、自分に得られるもの（メリット）があるかどうか。そのメリットを自分が欲しいと思っているかどうか。そのメリットが、自分の支払うコスト（お金、時間、エネルギー、ストレスなど）に見合っているかどうか。

・我慢しなければならない期間が決まっているかどうか。

をきちんと吟味しよう。

もし、支払うコストに見合うメリットがなく、期間が決まっていなかったり長すぎたりするようなら、それは不公平なトレードであり、NOをつきつけたほうがいいだろう。

自分が嫌われない、傷つかないための防衛的手段

罪悪感は自分勝手な感情であり、あまり役に立たない

「罪悪感」という感情は、「我慢は美徳」といった価値観やルールと並び、あなたに不公平なトレードを強いる「内なる敵」の一つだ。

「自分のひと言が誰かを傷つけてしまった」とか「誰かの頼みを断ってしまった」とか「親の期待に応えられなかった」とか、中には、有給をとって仕事を休むことにさえ罪悪感を抱いてしまう人もいるだろう。

ここで重要なのは、「罪悪感というのは、実は自己中心的な感情である」ということだ。

これは、精神科医の水島広子先生に教えていただいたのだが、僕自身も最初に聞いたときは意外に感じたものだ。

後で詳しく述べるように、罪悪感という感情には「関係を修復する役割がある」といわれているが、その感情にとらわれすぎていると、相手の関係がうまくいかなくなりやすい。

きわめて厄介な感情なのだ。

もちろん、故意に人の心身を傷つけるなど、まぎれもなく「悪いこと」をしておきながら罪悪感を覚えない人や、「罪悪感のかけらもない」横暴な振る舞いをする人に関しては、別次元の話なので、ここでは触れないでおく。

もしあなたの周りにそういう人がいるなら、離れたほうがいい。

罪悪感の正体を知り、それにとらわれすぎないことで、あなたは不公平なトレードや、あなたに不自由な思いをさせる「他人のルール」にNOをつきつけ、もっと自分らしい人生を生きられるようになるはずだ。

では、人はなぜ罪悪感を抱いてしまうのか。

すべての感情には役割があり、罪悪感の役割は「関係の修復」だといわれている。

「この人との関係が悪化したかもしれない」という危機を感じたときに、自動的に発動される感情なのだ。

また、罪悪感にかられやすい人は、他人に対して常にものすごく気を遣っている。罪悪感という感情を紐解くために、この「気遣い」と罪悪感の関係について考えていきたい。

僕は、あらゆる気遣いは、以下の2種類に分かれると思っている。

・自分が嫌われない、傷つかないための（防衛的な）気遣い。
・自分のことは置いておいて、純粋に相手にとってのプラスを考えた気遣い。

そして、世の中には、前者の防衛的な気遣いの方が圧倒的に多いように思う。

もちろん、防衛的な気遣いは悪いものではないし、相手との関係を悪化させないために必要なことだ。

しかしこの防衛的な気遣いが、必要のない罪悪感を生む原因となっていると僕は思う。

「誰かを傷つけてしまった」「頼みを断ってしまった」「親の期待に応えられなかっ

た」といった気持ちは、相手のことを考えているようでいて、結局は「自分が嫌われたらどうしよう」とか、「相手に失望され、責められ、傷つけられる前に、自分から申し訳なさを感じておこう」という、自己防衛的な思いから生まれているという側面があるのだ。

さらに、必要のない罪悪感を抱えると、本当は望んでいないのに、相手の言いなりになってしまうこともある。

なぜなら、**罪悪感というのは、他人をコントロールするのに利用されやすい感情**だからだ。

交渉の際によく使われる心理テクニックとして、「最初はとんでもない要求を出してわざと断らせ、相手が罪悪感を抱いたところで、本当に通したい要求を提示する」というものがある。

押し売りなどは、これを巧みに利用して、はじめは高額な商品をすすめて何度か断らせ、最終的にそれよりも安い、しかしそもそも、客は欲しいとも何とも思っていない商品を買わせたりする。

職場においても、罪悪感は、不公平なトレードに利用されやすい。有給をとるのも、自分の仕事が終わったらさっさと帰るのも、本来は当然の権利のはずなのに、職場の雰囲気によって「同僚が働いているのに休みづらい」「先に帰りづらい」という気持ちにさせられたり、どう考えても理不尽なノルマを課せられているのに、「ノルマを達成できず、期待に応えられなくて申し訳ない」という気持ちにさせられたりしてしまうのだ。

デンマークの心理療法士イルセ・サンは、罪悪感の本質について次のように書いている。

「私たちが抱く罪悪感は、実際には〝他の人からネガティブな感情を向けられることへの恐怖〟であると意識しましょう。他の人からネガティブな感情を向けられることに耐えられず、自分自身の罪の意識にも耐えられないのなら、自分の身に火の粉が降りかかるのを避けようと、考えうることはなんでもするでしょう。

ひょっとしたら、他の人に見つかる前に自分のあら探しをして、自分自身の不完全さを補うことに注力するという戦略や、〝周りの人に望まれているであろう自分〟でいようとする戦略をとるかもしれません。そして、その戦略が、罪悪感という不快な感情を避ける助けとなるように望むのでしょう。

ところが、その緊張感がかえって逆効果となり、気楽で心地よい心持ちから遠ざかることになってしまうのです」


ここに書かれているように、対人関係で罪悪感にとらわれると、人は「合わせる顔がない」と、相手との関係に対して逃避的になってしまう。


たとえば、相手を傷つけるような言葉を言ってしまったときや、相手のたっての頼みを断ってしまったとき。

たしかに相手は、あなたの言葉に一時的に傷ついたり腹を立てたり、頼みを断られて困ったかもしれないけれど、そのうえで、やはりあなたを大切な人だと考え、これからも人間関係を続けていきたいと思っているかもしれない。

あるいは、仕事に行き詰まって、職場を何日も無断欠勤してしまったとき。職場の同僚たちは、とにかくあなたから事情を聞き、進捗を確認し、協力し合って問題を解決したいと思っているはずだ。

親や友だち、パートナー、同僚など、大切な相手が望むことに100%応えられなかったとき、「申し訳ない」という気持ちになってしまうのは仕方がない。

しかし、罪悪感を抱いた結果、相手と顔を合わせることや、率直なコミュニケーションをとることができなくなってしまうのは、非常にナンセンスだ。

それは、一見相手のことを考えているようで、実は相手の気持ちを完全に無視した行為であり、結局誰も幸せにしない。

関係の修復のための感情である罪悪感が、関係にマイナスに作用しているのは本末転倒なのだが、こうしたケースが起こりやすい厄介な感情だということを知っておくと、うまく距離がとれるだろう。

では、罪悪感とうまくつきあい、悩まされないためには、一体どうしたらよいのか。

まず、「罪悪感が実は自分勝手で、関係改善に役に立ちにくい感情である」ということを前提の知識として知っておくことで、「何もかもすべて私が悪い」という罪悪感の檻(おり)にとらわれ、置かれている状況を正しく判断できなくなるリスクは下がるだろう。

次に、罪悪感によって他者にコントロールされることを防ぐために、**自分の中で物事の優先順位をつけ、その順位づけを忠実に守り、必要があればきちんと断ること。**

「一刻を争う急病人から助けを求められた場合」など、よほど切迫した緊急性のある状況でない限り、相手の要望や期待が、自分が望むもの、自分が心地良いと感じられるものでないときは、自分の心の声を優先しよう。

最初のうちは、断ることを「不快なこと」「怖いこと」と感じるかもしれない。

しかし、断ることで一時的に罪悪感が心の中に生まれたとしても、それが致命的なダメージになることはない。

「意外とへっちゃら」なのだ。


自分が望まないこと、心地良いと思えないことを、勇気を出して断っていくうちに、**人は少しずつ「断ること」に慣れ、上手になっていくし、必要のない罪悪感を抱くこともなくなっていく。**

逆に、断るという選択を避け続けていると、どんどん断ることが怖くなり、「断り下手」になっていく。


「習うより慣れろ」「案ずるより産むがやすし」とはよくいったもので、頭の中であれこれ考えているだけだと、恐怖心はどんどん大きくなっていくけれど、実際にやってみれば、意外と簡単にできてしまったりするものだ。

そして、罪悪感に負けて相手の言いなりになると、後悔したり自己嫌悪に陥ったり自己評価が下がったりしてしまいがちだが、自分の内なる望みを守ることができれば、自分自身を信頼し、自信が持てるようになる。

適度に、他人の都合よりも自分の都合を優先する。

そうした体験の積み重ねが、自己を肯定する力につながり、本当の意味で他人と健全な関係を構築する能力のベースになっていくのだ。

評価

summary

王道を歩くための維持コストは、ものすごく高い

人生はほどほどに
ポンコツでもいい

不公平なトレードや一方的なルールを押しつけてくる人間関係にNOを言うと同時に、あなたにぜひ心がけてほしいことがある。

それは、**「職場や社会で『良い』とされているものを目指しすぎない」「人生何事も、ほどほどにポンコツでいい」**ということだ。

どの世界にも「一流」「正統派」「勝ち組」とされているポジションやコースがある。

一般企業なら、花形とされている部署があり、平社員から係長、課長、部長、常務、専務……といった出世コースがあるし、スポーツ選手なら「一軍に入ること」、俳優やタレントなら「主役をはること」「冠番組を持つこと」、作家なら「ベストセラーを出すこと」などが良いとされ、一流の証だとされているのではないだろうか。

しかし僕は、会社や社会によって一方的にそのような順位づけが行われ、みんなが同じポジションやコースを目指すことに、さまざまな問題の原因があるのではないかと思っている。

「そのコースを歩み、そのポジションを得ることこそが良いこと、評価されるべきこと、立派なことである」といった幻想が、「他人を蹴落としてでも『勝ち組』になりたい」という欲望を生み、それ以外の道を歩む人に「このままでいいのだろうか」「自分に価値はあるのだろうか」といった不安や焦燥を感じさせるからだ。

そして、医師としていろいろな職場で働くうちに、僕には気づいたことがある。

それは、

「無理に頑張って、一流や勝ち組を目指す必要はない」

「そこそこにポンコツな人生は、結構ラクだ」

ということだ。

世の中には、自然と「一流」「勝ち組」の道を歩んでしまう人もいる。

本人は頑張って目指しているわけではないのに、好きなこと、興味があることに取り組んでいるうちに、「一流」「勝ち組」と呼ばれるようになってしまった。

そのような人は別として、ただ「会社や社会でいいとされているから」「高く評価されるから」という理由で、歩むコースや目指すポジションを選ぶのは、少々リスキーだと思う。

「一流」「勝ち組」といわれているものは、多くの人が「良い」と判断しているものだから、安心感がある。

しかし、結局それは、誰かが決めた価値基準の一つにすぎない。

何を「良い」とするかの暫定（ざんてい）的な補助線にはなってくれるが、変化の激しい時代において、死ぬまでアテにしていい、絶対的に強固な価値観ではないと考えておいた方が現実的だ。

ちなみに、僕自身の医師としての経歴はかなり変わっている。

「邪道（じゃどう）」といってもいいかもしれない。

僕は二浪した末に、地方の単科大学に進学した。

そこは決して超一流の名門とはいえない学校だったけど、そこで知り合った仲間たちとのやりとりは、小さい頃から気づかないうちに抱えていた、僕の余計な「〜するべき」「〜でなければならない」を、たくさん掃除してくれた。

「医師」というと、多くの人はおそらく、外科医、内科医などを思い浮かべるだろうけど、僕が最初に選んだのは、放射線科医だった。

放射線科の教授が人情家で、この人の下で働きたいと思ったし、コミュニケーションが苦手で手先が不器用で体力がない僕でも、消去法的に放射線科なら向いているだろうと思ったからだ。

ところが、消去法で選んだつもりの放射線科さえ、僕には合わなかった。

放射線科医はとにかく正確性が求められる仕事なのに、僕は致命的にミスやエラーが多い人間だったからだ。

後期研修医として所属した大学病院での仕事ぶりはなかなかひどいもので、指導医に「給料泥棒」と言われ、ミスを医局会で吊るし上げられたこともあった。

要は、ミスマッチだったのだ。

一方で僕は、身近な人たちの自死を経験したことをきっかけに、研修医のメンタルヘルスを守る自助団体を同級生と一緒に立ち上げており、そちらの活動には非常にやりがいを感じていた。

結局、放射線科医を2年やった後、僕は県内の市中病院に異動すると同時に、内科医に転向した。

放射線科が合わなかったのもあるけど、医療現場の根本的な問題であるマネジメントに取り組むうえで、内科医ならより一般的に医療と関われると思ったからだ。また、病院に勤めながら高知医療再生機構という医療行政的な立ち位置の組織でも働き、多くの人のキャリア相談やこころの相談を受けているうちに、次第に「人の人生に関わるのって面白いな」と思うようにもなっていった。

その後、僕は「ハイズ」という東京の医療機関向け経営コンサルティング企業に転職し、3年ほど働いてから、今のクリニックを開業した。

自分の周りの大切な人たちが生きづらさを抱えているときに、その人生の回復の拠点になれるような安心の居場所を作りたいと考えたからだ。

自分がそんな風に考えるようになるなんて想像もつかなかったけど、やってみないとわからないことばかりだったし、やりたいこともどんどん変わっていくのが自然だということもわかった。

ちなみに、夕方からオープンする夜間診療を中心にしているために、働いている人たちからは仕事が終わった後に通院できると喜ばれるが、一番の理由は僕が早起きが苦手だからだ。


このように、やりたくないことから逃げ、相対的にやりたいと思ったことを優先させた結果、僕の医師としてのキャリアは横道にそれまくり、「邪道の極み」みたいになってしまったんだけど、これがわりと生きやすい。

決して医師として「王道」ではなくても、この道を歩んできてよかったと思っている。

みんなが目指すコースを歩み、ポジションを手に入れると、たしかに親世代の人たちには喜ばれやすい。

だが、そこに踏みとどまることが第一になると、どうしても自分が本当にやりたいこと、自分が本当に望んでいることが後回しになってしまう。

しかも、みんなが目指すコースはなんとなく安心だけど、そこに関係している人たちがあまりにも多く、踏みとどまるためにはあらゆる人の期待に応え続けなければいけないし、みんなが歩きたがる道には人が殺到するから、どうしても競争が激しくなる。

王道を歩むための維持コストは、ものすごく高いのだ。

でも、**そこから少し横道にそれるだけで、ものすごくラクな世界が広がっていたりする。**

あと、「みんながやっていることをちゃんとやろう」みたいな感覚が薄らいだことは、個人的にはすごくよかった。

おかげで、現在進行系でどんどんサボり癖がついているけど、エンジニアの世界では「怠惰は美徳だ」と言われているらしく、それを僕も都合良く採用している。サボること、手の抜き方を覚えると、逆に「サボりたくないこと」「手を抜きたくないこと」が明確になってくるのだ。

それに、僕は、とにかくゲームが好きで、『スプラトゥーン2』を2000時間以上プレイし続けている（今でも続けている）。

別に、ゲームがうまくなったところで、誰に褒められるわけでもないし、お金がもらえるわけでもない。

むしろ、ゲームに没頭すればするほど仕事に支障が出るので、世間的な評価が下がってしまうおそれは十分にある。

だけど、子どものように純粋にゲームに没頭できる時間は、僕にとっては非常に大事だと考えている。

最近は、一時期より仕事をする時間を意図的に減らして、ゲームをする時間を確保するようになった。

その方が、自分の人生は総体として幸せに近づくと思ったからだ。

多くの人は「会社や社会で『良い』とされている道を歩むことが正しい」と思い込まされているし、中には、親や周囲の人たちに期待され、「そのような道を歩むことが、すでに決定済みの事項のようになっている」「逃げ場がない」と感じている人もいるかもしれないけど、そんなことはない。

みんなが「いいだろう」と思うものを選択せず、ちょっとだけ「邪(よこしま)でわがままな考え」を入りこませることは、誰にでも可能だし、そこで手に入れられるものが、自分にとって心地良いと感じられるものであれば、会社や社会で「良い」とされているコースから外れても、まったく問題はないのだ。

時間とエネルギーの再分配〈編〉

自分ルールで生きるために時間とエネルギーを再分配する

今、この社会には、他人のルールや価値観、人間関係によって縛られ、生きづらさを抱えている人がたくさんいる。

だから、一人でも多くの人に、自分のルールに基づいた自分らしい生活、自分らしい人生を取り戻し、自分の物語を生きていってほしい。

それが、僕がこの本を書いている理由だ。

そして今まで、

・自分と他人の間にある境界線、自分が責任をもって守るべき領域をしっかり意識し、ラインオーバーしたりされたりすることに敏感になること。
・知らず知らずのうちに自分の脳内にインストールされている、他人や社会から押しつけられた価値観、ルールを見直し、不公平なトレードに気づくこと。
・ラインオーバーを繰り返す人や不公平なトレードを持ちかけてくる人とは、できるだけ距離をとること。

など、まずは「人間関係の見直し方」「会社や社会の価値観、ルールの見直し方」についてお伝えしてきた。

ただ、「自分のルールで生きる」というのは具体的にどういうことなのか、どうすれば実現できるのか。

正直言って、言葉でそれを説明するのは、とても難しい。

人それぞれ、自分のルールのあり方は異なるし、「こうすれば絶対に自分のルール、自分の生き方が見つかる」という方法もないからだ。

また、自分のルールや自分の生き方を見つけ出すのは難しく、時間もかかる。

いきなり「明日から、100%自分のルールで生きましょう」というわけにはいかない。

だからと言って、面倒くさがって何もせずにいたら、永遠に自分のルールは見つからないままだ。

では、どうすればいいのか。

さんざん考えた末に、僕がたどり着いた答えは、**「まず、自分に合わないもの、やりたくないことを見つけ、NOを言うことから始める」**というものだ。

消極的に見えるかもしれないけど、それが誰にでも、明日からでも始められる、自分のルールを探すための方法だと、僕は思う。

おそらくあなたは今、多くの時間を他人のルールのために割いているのではないだろうか。

たとえば、他人や社会からネガティブなジャッジをされて、「自分なんてダメだ」と落ち込んでいる時間。

本当は競いたくないのに、他人との競争のために費やさなければならない時間。

気の進まない頼まれごとや、意味のない会議、つまらない飲み会に費やさなければならない時間。

SNSへの「いいね」など、別にやりたくないのに、他人の目を気にして、義務感だけで何かをやっている時間。

仮に、月曜から金曜まで、１日あたり３時間ずつをそうしたことに使っていたら、１週間に15時間、１か月に約60時間、１年に約７２０時間を、他人のルールのために費やすことになる。

さらに、それが積み重なっていけば、10年で７２００時間、30年で２万１６００時間。

22歳から65歳まで43年間働くとすると、その間の合計は３万９６０時間であり、それを24時間で割ると１２９０日、実に３年と５か月分に相当する。

でも、自分に合わないもの、やりたくないことにうまくＮＯを言い、遠ざけることができれば、その時間が他人に奪われるのを、少しずつでも防ぐことができる。

自分に合わないものややりたくないことが明確になれば、逆に、自分に合うもの、やりたいこともわかりやすくなってくるだろう。

そうしたら今度は、自分の手に戻ってきた時間を、そしてエネルギーを、誰のためでもなく、自分が心から楽しいと思えるもの、自分が心地良いと思えることに使っていこう。

自分のルールで生きること、自分の物語を生きることは、結局のところ、自分を喜ばせる時間やエネルギーをできるだけ増やしていくことなのではないかと、僕は思う。

次項からさっそく、どんなことにNOを言っていけばいいのか、具体的に見ていこう。

なお、言うまでもないことだけど、自分のルールで生きることは、決して「他人のことなどおかまいなしに、わがまま放題にふるまい、すべてを自分の思い通りにすること」ではない。

自分のルールを振りかざし、周りに自分勝手な要求ばかりつきつけるのは、他人の領域へのラインオーバーだ。

あなたが自分のルールで生きるために、他の人が自分のルールで生きるのを妨げてはいけない。

お互いが、自他の境界線、自分の領域と他人の領域を尊重し合い、公平な関係性を保とうと努力する。

それは、自分のルールで生きるうえで、とても大事なマナーだと思う。

summary

人生には、「出来事」の部分と「解釈」の部分がある

「だから私はダメなんだ」病を治療して、自分の物語を歩く

あなたが自分のルールで、自分の物語を生きるのを阻むもの、あなたの人生の時間を奪うものは、世の中にも、そしてあなた自身の中にもたくさんある。

ここではまず、そのうちの一つである、「だから私はダメなんだ」病（ＤＷＤ病）について話そうと思う。

「人生」という物語には、「出来事」の部分と「解釈」の部分がある。

「好きな人と結ばれた」「目標としていた学校に入れた」「希望していた仕事に就いた」「仕事で大きな成果を出した」というのは、いずれも出来事にあたるが、これらの出来事は、解釈次第で価値が大きく変わる。

たとえば、あなたが「慶應大学に入りたい」と考え、一生懸命努力して、見事合格したとする。

多くの人は、これを「努力が報われた、幸せな出来事」と解釈し、人生の物語における成功体験、輝かしいエピソードとして位置づけるだろう。

ところが、世の中には、このような出来事さえ、「たまたま慶應大学にもぐりこめて、一時的には嬉しかったけど、そこで出会った友人たちは、自分なんかよりもはるかに優秀な人ばかりで、努力しても追いつけず、劣等感にさいなまれるばかりだった。だから自分はダメなんだ。慶應大学になんて、むしろ入らなければよかった」とネガティブに解釈してしまう人がいる。

血のにじむような努力をし、それが報われても、なかなか自分を認めることができないのだ。

そして、どんなに素晴らしい出来事も、その解釈がネガティブであれば価値はゼロになり、どんな努力も無駄になってしまう。

こうした人は、たとえ入った大学がハーバードだろうがスタンフォードだろうが、同じ解釈をしてしまう。

より良い方向を目指して発揮された努力は、それだけで尊く、賞賛に値する。

ただ、それを自分自身で認めることができないのは悲しいことだ。
願わくば、その過程の解釈を、できるだけポジティブなものにしてほしいと僕は思う。

たとえいい結果につながらなかったとしても、「あれだけ頑張ったことが、自分の糧（かて）になっている」「あれだけ頑張ったから、今の自分がある」「あれだけ頑張った自分を褒めてあげたい」と思えるなら、その努力には大きな意味があり、決して無駄ではなくなるからだ。

しかし、「自分を認める」ことができないままだと、どれほど努力を重ねても、自分を肯定できないどころか、むしろ「あれだけ頑張ったのに、まだこの程度だなんて、だから自分はダメなんだ」と、自己評価がさらに下がってしまいかねない。
そのようなネガティブな解釈は無駄であり、手放すべきものだ。

ちなみに僕は、素晴らしいできごとにも努力にも実績にも、解釈のところで必ず

ネガティブな意味づけをして、

「すべては自分がダメなせいだ」
「だから私はダメなんだ」

という結論に持っていき、自分の人生の物語をひどいものにしてしまう考え方の癖を「だからわたしはダメなんだ」病（DWD病）と呼んでいる。

DWD病の人は、ありのままの自分を肯定することができない。

「欠点だらけでも、できないことが多くても、存在しているだけで自分には価値がある」と思うことができないため、他の多くの人たちが価値を認めてくれそうな、立派な看板（学校や職業）を追い求めやすい。

だが、努力を重ねて出した成果を認められ、褒められることで上がるのは「私には～ができる」という自己効力感や自己評価であり、それは「何はなくとも、自分は自分であって大丈夫」という自己肯定感とは異なる。

努力の結果、看板を手に入れれば、一時的には満足し、自信を持ち、自己評価も高まるかもしれないが、そうした看板は、実は自分が本当に求めているものではなく、親など、他人の評価を満たすものであるため、自分自身は満たされきれない。また、看板はあくまでも看板にすぎず、その人自身の存在としての価値とはまったく関係がないため、褒められても、「嬉しいけど、何かが違う」という思いがつきまとい、時間が経てば経つほど、それは膨れ上がっていく。

しかも、多くの人たちが価値を認めてくれそうな看板は、当然のことながら人気が高く、そこには必ず競争がつきまとい、「人との比較」が発生する。

世界は広く、必ず「上には上がいる」ので、競争や人との比較を続けている限り、心の底から満足することはできない。

そのため、いくら努力して立派な看板を手に入れても、競争に負けたりうまくいかないことがあったりすると、すぐに「だから私はダメなんだ」と思ってしまう。

これがＤＷＤ病のメカニズムだ。

「エリート」と呼ばれ、地位や年収、世間からの評価、プライドは高いものの、自己肯定感を持てず、自分の物語を生きられず、ＤＷＤ病を抱えている人もたくさんいる。

彼らが一生懸命ミッションをクリアすればするほど、世間からの評価だけが「身の丈」を飛び越え、空虚な風船のように膨れ上がっていく。

だが、その風船は、針の穴ほどの小さな少しのつまづきではじけ、「自分はダメなんだ」と悩み、落ち込んでしまいやすいのだ。

本当は欲しくないもの、あなたを本当に満たしてくれないもの、幸せにしてくれないもののために、人生の貴重な時間を費やしたり、一喜一憂したりするのを防ぐためには、このＤＷＤ病を治療する必要がある。

ほかの多くの病気同様、**ＤＷＤ病治療の第一歩は、病気を認識することから始ま**

る。

ＤＷＤ病は脳の奥深くに潜み、勝手に発動するので気づきにくいが、失敗したときやうまくいかないことがあったとき、自分の思考を注意深く観察してみよう。

「だから私はダメなんだ」「やっぱり私には価値がない」といった考えが浮かぶようなら、あなたはＤＷＤ病の可能性がある。

自分では「失敗だ」「うまくいかなかった」と思っていることについて、信頼している相手に話してみるのもいい。

もしかしたら、話しているうちに、自分が「だから私はダメなんだ」という考えに侵（おか）されていることがわかるかもしれないし、話した相手から「それ、別に失敗じゃないよね？」と指摘してもらえたり、「いい経験をしたね」と思いもよらない解釈をしてもらえたりするかもしれない。

仮に具体的な気づきや指摘がなくても、「他の人に自分の『失敗』や自分の欠点について話し、受け入れてもらう」ことができれば、それだけで人は救われるし、少しずつ自分を肯定できるようになる。

僕のクリニックには、オープン当初から事務部門を担当してくれている、Kちゃんという女性がいる。

彼女は努力家で、偏差値の高い学部を出ているのに、なかなか自分を肯定できずにいた。

そして、非常に優秀で事務遂行能力も高いのに、「いい感じにポンコツ」で、1〜2か月くらいに1回のペースで、なかなか刺激なポカをしてくれる。

たとえば、クリニックのオープン当初にKちゃんが作ってくれた、あらゆる書類作成のベースとするためのマスターデータの電話番号や口座番号が違っていて、不備書類が量産されたことがあった。

Kちゃん自身はもちろん恐縮しまくり、謝りまくっていたけど、誰も彼女を責めず「またKちゃんらしいやつ、出たねー」と笑っていた。

ミスやポカを隠さずオープンにし、お互いにそれを責めたりせず、むしろ慈(いつく)しむ。

そんなコミュニケーションを繰り返していった結果、いくら努力しても自分に自信を持てずにいたKちゃんも、最近は「以前より生きるのが楽になった」と感じてくれているらしい。

DWD病を克服するために必要なのは、自分の欠点や弱さを否定するための努力ではない。

ときには、信頼し安心できる他人の力を借りながら、自分の「ダメなところ」を少しずつ受け入れていくことだ。

「だから私はダメなんだ」と落ち込んだり、世間からの評価に一喜一憂したりする時間が減り、「ダメなところも、自分の愛すべき一部だ」と感じ、そんな自分をありのまま認めてくれる人たちとすごす時間が増えれば、どんな失敗も面白がることができるし、つらくて大変な出来事も、ポジティブに解釈できるようになる。

それこそが、世界に二つとない、あなただけの物語を生きることなのだと、僕は思う。

summary

自分自身の価値を判断する基準にしない

競争の世界から適切な距離をとる

ちょっと感じの悪い言い方になってしまうかもしれないけど、僕自身は今まで、競争社会の中でそこそこ生きのびてきたほうだと思う。

二浪はしたけど、医学部受験もなんとかパスしたし、競合の多い地域でクリニックを開業した割には、なんとか潰れずにやってこられている。

特に20代前半くらいまでは、競争に勝って得られたものによって自己愛を保持していた部分があったし、「褒められたい」「認められたい」という気持ちが、自分が何かをするときの大きなモチベーションになっていた。

人間には、もともと闘争本能や承認欲求が備わっている。

だから、競争させられたり他人から評価されたりすると、たいていの人は「燃える」し、やる気が刺激され、さまざまな技能の習得が早まったりもする。

もちろん、中には競争が苦手な人もいるけど、そういう人でも、自分のやったことや才能が評価されればやはり嬉しいだろうし、トランプで遊んだり対戦ゲームをやったりするときには、それなりに楽しんだり夢中になったりするのではないだろうか。

このように、競争には「良い」面もあるが、一方で、競争が人にもたらすデメリットもたくさんある。

僕たちは生まれたときから、常に競争にさらされ、他者から評価されている。家庭では、兄弟と出来の良さを比べられ、学校では、同級生と勉強やスポーツの成績を競い合い、少しでもいい学校や会社に入るため、試験でほかの受験生と競い合い、会社に入れば出世競争や上司からの評価が待っている。

特に最近は、「実力主義」を謳う企業も少なくない。

実力主義と聞くと、一見平等な気もするが、それは「たえず競争し続けなければならない」ということでもある。

常に競争と評価にさらされているうちに、人の中には自然と「競争に勝たなければダメ」「トップでなければ価値がない」といった価値観が植えつけられてしまう。

競争に勝ち、高い評価が得られたときには、自尊心や承認欲求、名誉欲が満たされるが、世の中には必ず「上には上がいる」し、心身の状態だって、いいときばかりとは限らない。

どんな超一流選手だって、永遠に勝ち続けることはできないし、どんなに強く見える人でも、人生のどこかで必ず「弱者」になる。

そして、競争に負け、評価が下がってしまうと、「自分はダメな人間だ」「自分には価値がない」などと思ってしまう。

実際には、**競争に負けようが他人からの評価が低かろうが、その人が存在することそのものの価値とはまったく関係がない**のに、つい混同してしまうのだ。

こういう話をすると、「他人は好き勝手言うものだ」「他人の評価なんか気にせず、自分の評価は自分で下せばいい」と思う人がいるかもしれないけど、自分自身に対する評価の基準が高すぎたら、やはり同じことだ。

特に、周りの大人たちから「出来のいい」兄弟と比べられたり、不当に低く評価されたりしてきた人、あるいは常に完璧であること、優秀であることを求められてきた人は、ありのままの自分、頑張っていない自分を肯定することができず、常にギリギリまで自分を追いつめてしまうことが非常に多い。

前にも書いたように、自己肯定感というのは、「完璧でなくても優秀でなくても競争に負けても、自分はこれでいい」「自分は自分であって大丈夫」という感覚のことだ。

自己肯定感が持てない人は、とても優しかったり、頑張り屋だったり、賢かったり、仕事ができたり、優れたところがたくさんあって、周りからの評価も高いのに、「自分なんて」が口癖だったりする。

ほかの人からすると「もう十分じゃない？」「それ以上、何を求めるの？」と思ってしまうし、下手すると嫌味だと思われかねないんだけど、本人は至って真面目。

そして、自分で自分のことを「ＯＫ」と思うことができない分、「優秀である」「成績がよい」といった評価を得て、他人から「ＯＫ」と言ってもらうことで、「自分に価値がある」ことを証明しようとするため、勉強や仕事にものすごくのめり込みやすい。

それこそ、狂乱的なまでの努力をするのだ

ところが、そんな人は、どれほどいい学校や会社に入り、重要なポストに抜擢(ばってき)され、成果を上げても、「嬉しい」「認められた」と喜ぶより、「なんとかノルマを達成できてほっとした」と思ってしまう。

喜びよりも、安心。

それも、束の間の安心にすぎず、すぐに「次はうまくやれるだろうか」「もっと優秀な人が現れて、自分の存在価値がなくなるんじゃないだろうか」といった不安にさいなまれる。

競争の世界の中で、評価のプレッシャーに常にさらされている間は、いつまでたっても「これでいいや」と思えないのだ。

ちなみに、お金や名誉、肩書き、家や車などの所有物のように、他人との比較によって満足感が得られるものを「地位財」、自由や健康、愛情など、他人と比べなくても満足感が得られるものを「非地位財」という。

このうち、競争によって手に入れられるのは地位財だけであり、非地位財は、競争や評価とは無縁のところで得ることができるものだ。

そして、「豪邸を建てた」「高級車を買った」といった地位財による幸福感は、非地位財による幸福感と比べて長続きしないことが明らかになっている。

地位財と非地位財は車の両輪みたいなものであり、地位財によって手に入る短期的な幸せも、もちろん否定しない。

ただ、**人を長期にわたって本当に幸せにしてくれるのは、非地位財によって手に入る満足感だ。**

だから僕は、「競争の世界との関わりを一度見直し、自分にとって適切な距離で関わること」は、幸せに生きるための、かなり重要な要件だと思っている。

競争をどれだけ楽しめるかは人による。

「たとえ負け続けても、勝負ごとが楽しくて仕方がない」という人は、好きなだけ関わればいいだろう。

でも、あなたがそういうタイプでないならば、ときには競争を楽しんだり、他人からの評価に喜んだり悲しんだりすることはあっても、それらはあくまでも「人生のスパイス」程度だと考え、自分自身の価値を判断する基準にしないほうが賢明だと思う。

そのうえで、競争や評価とは無縁な人または世界とのつながりを大事にすること。

自分の中の「欠損している部分」をそのまま受け入れ、愛してくれる人と出会えたら最高だ。

「欠損している部分」というのは、「ポンコツな部分」「いびつな部分」のことであり、「美しさ」や「優秀さ」なんかと違って、他人との競争の対象になりにくい部分でもある。

競争の世界から適度に距離を置き、自分の中のポンコツさ、いびつさを面白がり、愛してくれる人と出会い、自分でも、自分の中のポンコツさ、いびつさを認めることができるようになったとき、人はようやく「完璧でなくても優秀でなくても競争に負けても、自分はこれでいい」「自分は自分であって大丈夫」という感覚を持つことができ、自分の物語を生きることができるのだ。

なお、僕自身もある時期から、競争的な世界観がすっかり嫌になってしまった。一度勝っても、競争は終わることなく永遠に続き、きりがないとわかったからだ。

勝ち続けなければ維持できない価値や居場所は、とても高コストで疲れてしまう。

だから今は、医師としても、いわゆる「王道キャリア」からは相当かけ離れたところをころころ転がっているけど、そのことであまり困っていないし、昔よりもだいぶ生きやすくなっているなあとしみじみ感じる。

これは友人が教えてくれたことなのだが、ニュージーランドやオーストラリアでの山登りのコースには、メインルートに山頂が含まれていない。

山頂を目指す道は、あくまでも「寄り道」という扱いだそうだ。

頂点を目指すのは前提ではなく、「寄り道」の一つという考え方は、なんとも優雅で、本質を突いているように思う。

流行

summary

「やりたいこと」を過剰に求めすぎているのかもしれない

「やりたいことがあることはいいことだ」という思い込みを捨てる

世の中には、一見ポジティブで反論しにくくて、だからこそじわじわと、人にしんどい思いをさせる言葉や考え方、というものもある。

そのうちの一つが、「やりたいことや将来の夢、希望、目標があるのはいいことだ」という考え方だ。

今の日本社会では、老若男女を問わず、人はみな「やりたいことがある」ことを過剰に求められている。

子どもの頃は、親からも学校からも「将来の夢は？」と事あるごとに訊かれ、就職すれば「会社のために何ができるのか、何がしたいのか」と尋ねられ、定年退職してからは「第二の人生で何かやりたいことはないのか」と追及される。

「やりたいことがあるのはいいことである」「やりたいことがあるのは当たり前である」という考えが蔓延(まんえん)し、それを信じ込んでいる人が、あまりにも多いのだ。

でも実際には、本当にやりたいことというのは、そう簡単に見つかるものではなく、むしろ「どうしてもこれがやりたい」と思えることを見つけられた人がラッキーなくらいだ。

だから、「やりたいことが見つからない」という人も、世の中にはたくさんいる。彼らの多くは、「やりたいことはないのか」と言われ、「特にありません」「まだ見つかっていません」などと答えるたびに、まるで悪いことでもしているかのような気持ちになり、「やりたいことのない自分はダメな人間なのだ」と自己を否定するようになってしまう。

やりたいことがあれば、生きるのが少し楽になるのはたしかだ。

旅に出たとき、あてもなくさまよい歩くより、目的地が定まっている方が、無駄なくシンプルに行動できるように、人生の目標が決まっていれば、日々の生活でやるべきことがはっきりするからだ。

やりたいことに向かって努力することは、活力の源になり、充実感や達成感も得やすいと思う。

ただ、「やりたいこと」というのは、絶対に必要なものではなく、**「やりたいことがあるのはいいことである」という考え方は、誰かが勝手に決めた価値観、単に今、流行っているだけの価値観にすぎない。**

これはあくまでも想像でしかないけど、縄文時代や弥生時代に生きていた人たちは、果たして「自分がやりたいことは何か」などと考えていただろうか。「やりたいことがない自分には価値がない」などと考えただろうか。

やりたいことなどなくても、人は十分に生きていけるし、やりたいことがあるかどうかで、人の価値が変わることもないのだ。

一方で、いくら「やりたいこと」があっても、それが「本当に自分がやりたいこと」でなければ、かえって自分を苦しめることになる。

たとえば、次のような話をよく耳にする。

「『給料も世間体もいいから、頑張って勉強していい大学に入り、絶対に銀行に就職しなさい』と、子どもの頃から親に言われて育ち、メガバンクに就職したけれど、どうしても社風になじめず、すぐに退職してしまった。今まで、銀行への就職だけを目標に生きてきたので、これから何をしたらいいかわからないし、自分の人生が、ひどく意味のない、つまらないものに思えて仕方がない」

「会社でバリバリ働いて出世し、お金を稼ぐことが、自分の人生の夢であり、目標であり、果たすべき役割だと思って、これまで生きてきた。しかし、ある程度出世を果たし、財産も築いたのに、何かが違う気がする。人生ってこんなものなのか、これが本当に自分が求めているものなのか、と、最近ふと思うようになった」

また、僕は今まで、「こちらの方が豊かですよ」と示された道を一生懸命たどり、努力してすべてを得たように感じても、どこかで虚無感を抱いてしまい、「豊かさってなんだっけ」と悩む人をたくさん見てきた。

彼らの共通点は、いずれも親や社会など、他人の価値観に基づいた「やりたいこと」を追っているということだ。

そして、他人の価値観をベースにした「やりたいこと」は、たいてい、地位財を得ることを目的にしたものであり、競争の激しいコースを歩ませようとするものになりがちだ。

それらは、一時的な人生の目標や充実感、達成感、満足感などを与えてはくれるものの、長期的な幸福感をもたらす約束まではしてくれない。

しかし、**人はなかなか「自分が本当にやりたいこと」と「他人に押しつけられたやりたいこと」を区別することができない。**

子どもの頃から「誰かが決めた価値観」の中で生きていると、それが当たり前になってしまい、たとえ本当は押しつけられたものであっても、「自分が心からやりたいと思っていることである」と錯覚(さっかく)してしまうからだ。

そのため、若いうちは「押しつけられたやりたいこと」を一生懸命に追い求めるものの、ある程度目標を達成したときに、あるいはふと人生を振り返ったときに、「自分がやりたかったことは、本当にこれなのか」「自分の人生は、本当に正しかったのか」といった疑問が、心の中にむくむくと湧き上がってしまう。

前にも書いたけど、それが「ミッドライフ・クライシス」の原因の一つになっていると、僕は思う。

ところで僕は、「やりたいことが見つからない」という人の多くは、もしかしたら「他人に押しつけられたやりたいこと」に目くらましをされているのではないか、とも思っている。

よくよく自分の心を覗いてみれば、おそらく誰にでも、多かれ少なかれ、「やりたいこと」は眠っているのではないだろうか。

たとえば「先頭に立って物事を動かすのは苦手だし、具体的にやりたいことはないけど、二番手、サポート役は好き」「ゼロからアイデアを出すのは苦手だけど、誰かが出したアイデアを地道に実現させていくのは好き」という人。

これだって立派な「やりたいこと」だし、先頭に立つ人やアイデアを出す人だけでなく、サポートする人、アイデアを実現させる人がいないと、物事は決して形にならない。

でも、入社試験の面接なんかでは「消極的」「漠然としすぎている」と判断されそうで、こういう人はなかなか気持ちを口に出せないのではないだろうか。

あるいは、「一日中寝ていたい」という人もいれば、「一日中ボーっと海を眺めていたい」「一生ゲームばかりして暮らしたい」「一生歌って暮らしたい」という人もいるだろう。

人には「他人から評価されやすいもの、褒められやすいものに、自分を合わせてしまう」という習性がある。

そのため、今挙げたような「自分が本当にやりたいこと、だけど他人から評価されにくそうなこと」を「やりたいこと」として認めることができない。

だからといって、「押しつけられたやりたいこと」にもいま一つハマりきれず、結果として「やりたいことが見つからない」と思い込んでしまう。

そんな人も、少なくないのではないかと思う。

しかし、**人が本当に幸せになるためには、他人が納得する物語ではなく、自分が納得する物語を生きる必要がある。**

そして、自分の正直な気持ちを認めることこそが、その第一歩なのだ。

ときには
他人を
嫌っても、

他人の悪口を言ってもいい

頼まれごとはいったん持ち帰る

あなたの人生の時間を奪う「他人のルール」のうち、もっともありふれていて もっとも厄介なのが、「他人からの頼まれごと」や「気の進まない誘い」だ。

特に、タイトルに惹かれてこの本を読んでいる人の多くは、他人からよくものを頼まれたり、集まりに誘われたりしているのではないかと思う。

もちろん、それがあなたにとって本当にやりたいことや参加したい集まりであり、あなたのエネルギーや時間に余裕があるなら、まったく問題はないけれど、「喜んで引き受けたい」と思える頼まれごと、「喜んで参加したい」と思える集まりというのは、おそらくごく一部だろう。

実際には、「内容的に、できれば引き受けたくない」「あまり興味を惹かれない」「自分の仕事ややらなければならないことで、すでにスケジュールがパンパンで余裕がない」というケースの方が多いのではないだろうか。

ところが、そんな状況であっても、NOを言えずに、気の進まない頼まれごとや誘いを受けてしまう人は少なくない。

一度や二度ならいいけれど、回数が重なれば、**本来自分のために使うべき時間やエネルギーが、どんどん他人によって消費され、メンタルまで削られていく。**

では、人はなぜ、気の進まない頼みごとや誘いを受けてしまうのだろう。

その背景には、次のような思いがあるはずだ。

「相手への義理があって断れない」
「一度断ると、人間関係や仕事に影響が出そう」
「相手から『つまらない人』『ケチな人』と判断されそうで怖い」

あるいは、頼まれごとをされたり集まりに誘われたりすると、自分の能力や存在が認められたような気持ちになり、応えたくなってしまうという人もいるだろう。

これらはすべて、自他の境界線や自己肯定感と深く関係している。

「相手への義理があって断れない」「一度断ると、人間関係や仕事に影響が出そう」と思ってしまうのは、相手への義理や相手との力関係によって、自分と相手との境界線があやふやになり、自分の領域が侵害されているためだ。

そして、「相手から『つまらない人』『ケチな人』と判断されそうで怖い」「自分の能力や存在が認められたような気持ちになる」というのは、「頼まれごとを引き受けなくても、誘いに応じなくても、自分は自分であり、そのままで大丈夫」と、自分に対してOKを出せていないためだ。

実際、**自分を肯定できずにいる人は、望まない頼みごとや誘いを受けてしまう傾向が強い。**

他人をケアすることは、自分で自分にOKを出せない人にとっては、命綱のようなものなのだ。

ただ、それによって、一時的には「人の役に立てた」「存在価値が認められた」と満足するものの、やはり無理があるため、恨みがましい気持ちが少しずつ蓄積し、自分のことも周りの人のことも少しづつ嫌いになっていく。

自分よりも他人のニーズを優先し続けることにより、さらなる自己嫌悪に陥るという負のスパイラルにハマってしまうことが少なくない。

では、気の進まない頼まれごとや誘いには、どう対処すればいいのだろう。

まず、NOを言えない人は、頼まれごとや誘いを反射的に受けてしまいがちだ。あるいは、特定の人からの頼みごとや誘いだけは、反射的に受けてしまうという人もいるだろう。

もしあなたが一度、自分の言動を振り返ってみて、「いつも頼まれごとを反射的に引き受けているな」「あの人の誘いには反射的に応じてしまっているな」と思ったら、次からは「ちょっと考えます」「ちょっと予定を確認します」と答え、**タイムラグを作ることを習慣化させよう**。

タイムラグを作るのは、その頼みごとや誘いを受けるかどうかを検討し、断る場合に、できるだけ相手に不快感を与えない言い訳などを考えるためだ。

頼みごとや誘いを受けるかどうかを検討する際には、余計なことは考えず、いったん自分の「快・不快」の感情に目を向けよう。

頼まれたことをやっている自分、誘いに応じた自分をイメージしたとき、自分は楽しそうにしているのか、そうではないのか。

もし楽しそうでないなら、その頼まれごとや誘いは、基本的には断った方がいい。

しかし、いきなり片っ端から全部断るのはさすがに難しいかもしれないので、断りやすいものからＮＯを言うトレーニングをしてみよう。

最初のうちは10回に1回、20回に1回程度でも十分だと思う。

その結果、「意外と、断っても平気だった」とか「自分の自由に使える時間が増えた」とか「断るようになったら、いつも無理難題を押しつけていた人が離れていった」といった実感が得られたら、ＮＯを言うことへの抵抗感は少しずつ減っていくはずだ。

そしてもう一つ、考えたうえで頼みごとや誘いを受けないと決めたら、**断るのはできるだけ早い方がいい。**

時間が経てば経つほど断りにくくなり、NOを言うハードルが上がってしまうからだ。

頼まれごとにおいて大事なのは、「頼む―頼まれる」という関係を定常化させないことだ。

仕事の場面では仕方のない部分もあるけれど、二者の間で、一方が常に頼み、もう一方が常に頼まれるという関係は、あまりフェアであるとはいえない。

特に、無茶な頼みごとばかりされる場合は、それが、自分の時間やエネルギーや自由を奪う、一種の暴力であることをしっかりと認識しよう。

一方で、世の中には「頼みごとをするのが苦手」という人も多い。

もしかしたらみなさんの中には、「人に頼まれることはよくあるけど、人に頼むことがうまくできない」という人もいるかもしれない。

その背景には、「どうやって頼んだらいいかわからない」「頼みごとをした後のさまざまなフォローが面倒くさい」といった技術的な理由や、「自分でやった方が早い」「頼みごとをして、相手の迷惑や負担になったら申し訳ない」といった思いがあるのではないだろうか。

たしかに、関係を壊さずに、適正なバランスで人に何かを頼むのは非常に難しく、繊細な技術が必要だ。

また、「頼みごとをして、相手の迷惑や負担になったら申し訳ない」というのは、頼みごとをするのが苦手な人の多くが抱いている気持ちではないだろうか。

これも、実は自己肯定感と密接に関わっている。

「頼みごとをして、相手の迷惑や負担になったら申し訳ない」と思ってしまうのは、結局、「自分が相手に頼るのは迷惑なことだ」、つまり「自分には人に頼ったり、人に助けてもらったりする価値がない」という考えがベースにあるためだ。

でも、それを決めるのは、あくまでも相手であり、「自分が頼みごとをするのは迷惑ではないだろうか」と勝手に考えるのは、ラインオーバーだ。

なるべく誰にも貸し借りの関係をつくらずに安定した生活を得たいと思っている人も多いだろう。

ただ、お互いにとって無理のない、心地良いレベルの貸し借りがあるくらいの方が、まさかのときに助けを求めやすい。

ある程度、頼り慣れ、頼られ慣れていて、かつ、お互いに不公平感がないとしたら、それはより豊かな人間関係だといえるのではないかと、僕は思っている。

窮地（きゅうち）に立ったとき、「この人の力を借りたい」「この人には身を寄せても大丈夫だ」と心から思い、信頼し合える関係を誰かと作ることができれば、あなたの心はより安定し、より幸せな人生を送れるはずだ。

NOを言う勇気と自己肯定感〈編〉

問題

summary

自己評価が高いから、自己肯定感が得られるわけでもない

自己肯定感とは「何はなくとも、自分は自分であって大丈夫」という感覚のこと

今まで何度か触れてきたけど、ここで、「自分を肯定すること」「自己肯定感」について、あらためて詳しく説明しておこう。
他人の価値観やルールにNOを言い、自分のルールで自分の物語を生きるうえで、非常に重要なものの一つが、自己肯定感だからだ。

自己肯定感とは「何はなくとも、自分は自分であって大丈夫」という感覚のことだ。

たとえ欠損や欠点だらけでも、誇れるものがなくても、そんな自分自身を丸ごと受け入れ、愛することができる。
それが自己肯定感だ。

でも、自己肯定感を持てずにいる人に、この感覚を伝え、きちんと理解してもらうのは、なかなか難しい。

特に、自己肯定感は自己評価と混同されがちであり、「自己肯定感を持つこと」

＝「自己評価が上がること」と思っている人は少なくない。

自己評価とは、自分の能力、仕事の成果や努力、容姿などに対し、外部から取り込んだ一定の価値基準（物差し）をもとに、自分自身が下す評価（ジャッジ）のことだ。

たとえば「私は優れた人間である」「私は美しい」「～を成し遂げた私の人生には価値がある」、あるいは「私は劣った人間である」「私は醜い」「何も成し遂げなかった私の人生には価値がない」などは、いずれも自己評価にあたる。


ちなみに、「何事にも100点満点を取らないと許されない」など、厳しく評価される環境で育った人は、自己評価の基準も厳しくなりがちだ。

その結果、どれほど努力しいい結果を出しても、他人からどれほど高く評価されても、「自分はまだまだだ」と思ってしまうため、どうしても自己評価が低くなりやすい。

厳しい評価を下すのが他人であれば、その人と距離を置き、その人の言葉が耳に入らないようにすることもできるけど、評価を下すのが自分自身だと、そういうわけにもいかず、なおさら厄介だ。

そして、自己評価が低いと、「自分なんてダメだ」「何をやっても無駄だ」といった気持ちになりやすく、当然のことながら、自己肯定感も持ちづらくなる。

しかし、**自己評価が高いからといって、自己肯定感が得られるわけでもない。**自己評価が高い人は、自分の仕事の成果や努力、容姿などについてはそれなりのものであるという自負はあるものの、評価から切り離されたときの自分を認めてあげることができないし、基準を満たしている間しか、「自分はＯＫだ」と思うことができないからだ。

つまり、評価が高かろうと低かろうと、評価するのが他人であろうと自分であろうと、他人の価値観やルールで生き、「評価」というものに縛られ振り回されているかぎり、人はなかなか、自己肯定感を得ることができない。

自己肯定感を持てないと、他人の評価によって自分にＯＫを出そうとするため、ますます他人の価値観やルールに縛られるという悪循環に陥ってしまいやすい。

逆に、他人の価値観やルールにＮＯを言い、自分のルールで生きるようになると、「評価」に振り回されにくくなる。

それが、自分を肯定できるということだ。

自己肯定感があると、自分で自分を責めなくなり、失敗しても「まあ、いいや」「何とかなるだろう」と思えるようになる。

自分の存在と自分の行いを、切り分けて考えられるようになる。

だから、焦りや不安がなくなり、心に余裕と自信が生まれ、ますます、自分にとって良くないものや合わないもの、不快なものにＮＯを言いやすくなるという好循環が生まれやすくなるのだ。

「自己を肯定する」「自己肯定感を得る」というのは、軽々しく口に出せるほど簡単なことではない。

それでも、自分に対してYESを言い、受け入れていくことは決して不可能ではないと、僕は信じている。
そのような素晴らしい変化を遂げた人たちを、実際にこの目で見てきたからだ。

ただ、そのためにはどうしても欠かせないものがある。
それは、**「自分を一方的にジャッジせず、自分の欠損や欠点を認めてくれる、信頼できる他人の存在」**だ。

人は、自分一人の力では、なかなか自分を肯定することができないし、信頼できる他人との間で「NOを言っても大丈夫」という体験を積み重ねないと、なかなかNOを言う勇気を持つこともできない。

・一人でも二人でも、自分を欠点ごと受け入れてくれる、信頼できる他人がいること(他人への信頼)。
・そのような他人が存在する「世界」そのものを信頼し、世界とのつながりを感じ、

「世界は決して怖くない」「自分は世界とつながっており、一人ではない」と思えること（世界への信頼）。

・そのような他人と世界の存在をよりどころにし、「自分は自分であって大丈夫」という、自分自身への信頼感を抱くこと（自分への信頼）。

その三つが、必要不可欠なのだ。

本来望ましいのは、親や家族が、最初の「信頼できる他人」になることだ。

親が子どもをむやみやたらにジャッジしたり、子どもに一方的にルールを押しつけたりせず、欠損や欠点も丸ごと受け入れ、愛し、「あなたはあなたのままで大丈夫」と伝えることで、子どもの中に、自分自身に対する信頼、「親」という他人に対する信頼、世界に対する信頼が生まれ、自己肯定感が育まれる。

ところが、実際には、その役目を果たせていない親がたくさんいる。

それどころか、子どもを厳しくジャッジし、ありのままの姿を認めず、自己肯定感が育まれにくい状況を作ってしまう親も少なくない。

親との間に信頼関係を築くことができず、自分自身に対する信頼感を持つことができなかった子どもは、自力で、信頼できる一人めの大人を探すしかない。

そのための方法や心構えについては、２２２ページ以降に書いてあるので、ぜひ参考にしてみてほしい。

外在化

summary

自分が抱えている問題や悩みを、自分の外に取り出すこと

思考を外在化することで、自己肯定感を損なわずに自分を知る

自己肯定感に関連して、もう一つ伝えておきたい、大事なことがある。

それは、**自分に対し、頭の中だけで、「なぜ」という問いかけを行ってはいけない**、ということだ。

夜、布団の中で、ふと過去の失敗などを思い出して、「なぜ私はあんなことができなかったのか」「なぜ私はこんなにダメなのか」と考え始め、眠れなくなってしまった。

あなたには、そんな経験はないだろうか。

しかし、自分に対していくら「なぜ」と問いかけても、前向きで建設的な答えが出てくることは、稀(まれ)だ。

結局は「自分がダメだからだ」「あんな家庭で育ったからだ」といった答えが導き出され、それを自分自身で疑うことができない。

しかもその答えは脳内で反芻され強化され、あなたの自己評価は下がっていく。

そうした過程は、自分を信頼することからどんどん遠ざかるものだ。

ただ、一方で、やり方さえ間違えなければ、**自分自身を省みることは、自己肯定感を得たり、NOを言える力をつけたりするうえで、非常に有効でもある。**

自分をできるだけ客観的に省みることで、自他の境界線や自分が守るべき領域、自分が本当に求めているものなどがわかってくるからだ。

では、どのようなやり方で自分を省みればいいのか。

そこで役に立つのが、「思考の外在化」だ。

外在化とは、自分が抱えている問題や悩みを、いったん自分の外に取り出すことであり、具体的な方法としては「紙に書きだすこと」が挙げられる。

たとえば、あなたが上司から指示された仕事を達成できず、叱られて、ひどく落ち込んだとする。

あなたが自責的な人であれば、頭の中でついつい「そういえば前にも同じようなことがあった」「自分に能力がないから同じ問題を繰り返すのだ」などと考えてしまい、しまいには「こんな自分に価値があるのだろうか」「職場に居場所がなくなるのではないか」といった具合に、思考が負の感情に覆（おお）いつくされてしまうかもしれない。

しかし、「文字にする」「文章化する」という作業が入ると、問題が、思考と感情が入り混じった脳の中からいったん外部に取り出され、客観的にとらえることができるようになる。

「いつ、どのような指示を受け、どのように作業を進めたか」などを整理しながら書いているうちに、ただ「自分に能力がないから」などと嘆（なげ）くのではなく、「どこに問題があったのか」「次回からどうすればいいのか」を具体的に考えられるようになるだろう。

また、悩みや問題を文字にすると、それを信頼できる第三者に見せ、アドバイスをあおぐこともできる。

この例であれば、もしかしたら第三者によって、あなたの能力や作業の進め方ではなく、上司の指示の出し方に問題があったことが明らかになるかもしれない。

「思考の外在化」は、ほかにもさまざまなシーンで役に立つ。

たとえば、「誰かの言動に対し、何かもやもやする気持ちを抱いた」というときは「どのような出来事があり、どう感じたのか」を紙に書いてみよう。

言語化することで、もやもやの理由や正体が明確になれば、わけのわからない不快感を抱えたままの状態よりも、ずっとすっきりするはずだ。

ストレスがたまったときは、他人に聞いてもらうのもいい。

よく「日本人は我慢強い」と言われるが、その分、愚痴(ぐち)を言うのが苦手な人も多く、ストレスをため込んだ末に、たとえば仕事から帰って疲れているパートナーに愚痴を言い、うっとおしがられてしまったりする。

だから、ストレスとうまくつきあうためにも、できれば気軽に愚痴を言いあえる友だちを見つけることをおすすめしたい。

もしそのような友だちを見つけるのが難しければ、カウンセラーなどに相談するのもいいだろう。

行きつけのバーのマスターや、スナックのママがそういう相手だという人もいるかもしれない。

対面が苦手という人のために、「cotree（コトリー）」など、優良でコストパフォーマンスの良いオンラインカウンセリングのサービスも出てきている。

マイクロソフト社の創始者ビル・ゲイツ氏や、グーグル社の元CEOであるエリック・シュミット氏など、世界的な企業の経営者はみな、相談相手としてのコーチをつけ、そこに多くの費用を支払っている。

世間で「有能」とされている人ですら、苦悩や課題を吐露し、相談できる第三者を必要としているのだ。

日本人は、もう少し自分のネガティブな感情や問題を誰かとシェアし、心の健康を維持することにお金を使ってもいいのではないかと、僕は思っている。

なお、僕は、心身のバランスを崩して休職中の患者さんなどには、**「自分の身体的ニーズ」を書きだす**ことをおすすめしている。

身体的ニーズとは、「疲れているから休みたい」とか「今、何を食べたい」といったことだ。

心身のバランスを崩してしまった患者さんの中には、食べる暇や寝る暇も惜しんで仕事をしたり、ひたすら会社や社会のニーズに応えるような生活を送ったりした結果、「自分の身体が本当に望んでいるものは何か」がわからなくなっている人が多い。

また、親の都合ばかりが優先される家庭で育った子どもや、夫や子どもの都合を優先するのが当たり前になっている専業主婦なども、同様だ。

「今日の献立はどうしますか？」「あなたは何が食べたいですか？」と訊かれても、常に親や夫、子どもが食べたいものを優先させてきたため、「自分が食べたいもの」を献立にするという感覚がなかったり、何を食べたいか自分でもわからなくなってしまったりするのだ。

だが、誰の中にも必ず、「身体的ニーズ」は隠れている。

なぜなら、僕らはみな赤ちゃんの頃、自分のニーズを全身全霊を込めて主張していたはずだからだ。

見えにくくなってしまったそれらを見つけ出し、外在化し、満たしていくこと。

他者のニーズにいったんNOを言い、自分の身体的ニーズにYESを言ってあげること。

これらも、自他の間の境界線を作り、自分の領域を守り、自分のルールで自分の物語を生きるうえで、非常に重要だ。

summary

人は「正義の執行（しっこう）」という快楽に完全に酔っ払っている

正義感は、他人と折り合える可能性をなくす

前にも書いたように、NOを言える人になること、自分のルールで生きることと、ただわがままに生きること、自分勝手に生きることとは違う。

あくまでも目指すべきは、他人とフェアな関係を作ることだ。

たとえば職場で、厳しすぎるノルマを課されたり、他の人がやるべき仕事を無理矢理押しつけられたりすることが多く、あなたが「アンフェアだ」と感じたら、そのときはきちんとNOを言い、場合によっては職場自体を変えることを考えた方がいいだろう。

だが、給料に見合う範囲で任された、妥当な仕事を、単に「やりたくないから」という理由で断ったら、それはただのわがままになってしまう。

あるいは、あなたの自己評価を下げ、尊厳を奪うような発言をする人、無茶な要求ばかりしてくる人に対しては、きちんとNOを言い、距離を置き、自分の心や身体を守った方がいいだろう。

だが、単に「あの人は自分の思い通りにならないから」といった理由で、人間関係をどんどん断っていったら、周りには誰もいなくなってしまうだろう。

それから、**「正義感」にも注意が必要だ。**

近年、ＳＮＳなどで、しばしば「炎上」案件を目にする。

多くの人がそれぞれの「常識」や「正義」をかかげ、それを根拠に「自分の立場は完全に正しい」と疑うことなく信じ込み、その立ち位置から他人をジャッジし攻撃しているのを見ると、僕はいつも「あーあ」という気持ちになる。

相手の事情を１００％把握してもいないのに、なぜその立場が絶対的に正しいと決めつけることができるのだろうかと不思議に思うのだ。

正義感というのは、非常に厄介な感情だ。

正義感に燃え、「間違っている相手、悪い相手を懲らしめよう」という思いに突き動かされているとき、人は「正義の執行」という快楽に完全に酔っ払っているため、自分の落ち度を疑うことや、相手の事情を慮ることができなくなる。

自分のルールに基づいて生きることは、「自分は完全に正しい」と盲信し、自分の価値観によって他人を断罪（だんざい）し、他人に自分のルールを押しつけることではない。

それは完全にラインオーバーであり、結局は自他の境界線も、自分が守るべき領域もわかっていないということになる。

そもそも、正義感にかられて他人を攻撃する人は、自分の実践によって打ち立てられた価値観ではなく、他人のつくった価値観に乗っかって他人をジャッジしていたり、自分が以前に感じたことのある痛みを勝手に感じ取り、勝手に不愉快になって叩いていたりすることがほとんどであり、本当の意味で自分の正しさに自信を持っているわけではないことが多い。

プラスもマイナスも含めて、本当に自分のことを理解している成熟した人は、自分の欠点や至らない部分をも受け入れられている分、基本的には、他人の欠点や至

らない部分にも寛容だ。

「自分を含め、人間は決して完璧ではなく、弱い部分やずるい部分もあるし、失敗や間違いを犯すこともある」「人にはそれぞれ事情があり、そこを考慮せずに、一方的にジャッジし攻撃するのはラインオーバーだ」ということを、心で理解できているためだ。

しかし、「自分は自分であって大丈夫」という感覚が持てずにいる人は、どうしても他人の領域が気になってしまう。

その結果、「自分はいろいろなことを我慢して生きているのに、好き勝手しやがって」とか「うまいことやりやがって」といった気持ちになったり、人々と同じ価値観やルールを共有することで自分を安心させようとしたり、他人の失敗や落ち度、間違いを責めることで自分の「正しさ」を確認し、相対的に自分の価値を高めようとしたりしてしまう。

ついでに言うと、いくら「自分にとって快いものだけを取り入れることが大事だ」といっても、耳触りのいいことばかり言う人、何を言っても同調してくれる人ばかりを身のまわりに置き、耳の痛い意見を完全にシャットアウトしてしまうのも、あまり感心しない。

それはフェアな関係からは遠ざかってしまう。

本当にあなたと向き合ってくれる人の愛のある批判は、しっかりと見極められるようにしたい。

他人の忠告やアドバイスを自分の感覚でしっかりと吟味（ぎんみ）し、向き合わなくていいもの、聞くべきではないものは捨て、向き合うべきもの、聞くべきものについては誠実に耳を傾けるというのも、人が成長するうえで、欠かせないプロセスだからだ。

僕は、いくつになろうと、どんな立場にあろうと、**人は常に「自分は間違っているのかもしれない」「今の自分には、まだ足りないものがある」**という気持ちを、**心の中に残しておいた方がいい**と思っている。

これはもちろん、「自分なんて全然ダメだ」という雑な自己否定とは異なる。「100%自分は正しい」と思い込むのも「100%自分は間違っている」と思い込むのも、いずれも極端であり、決して健康な状態ではないのだ。

また、「もしかしたら、今の自分は間違っているのかもしれない」「今の自分には、まだ足りないものがある」と思うことは、「自分は自分であって大丈夫」という自己肯定感と矛盾するものではない。

「自分は完璧ではないし、ダメなところもあるけど、それなりに頑張ってきたことは認めてやろう。でも、改善できる部分はまだまだあるし、これからも改善していけるな」というのが、いい具合の自己肯定のあり方だと、僕は思う。

自分が「足りていない」ということを根拠に、自分に対してNOを言う必要はまったくない。

むしろ、「まだ足りないものがあるな」という感覚が得られていることは、常に目指すべき方向性が与えられているということだから、退屈しないし、実は結構ラクなことなんじゃないかと思う。

NOを言える人になることは、大切にしたい人たちと、お互いにラインオーバーをしない心地よい距離感で、自分の都合も相手の都合も大切にし、譲り合い折れ合いながら柔軟につきあうことであり、お互いに自分と相手を守りいたわり合うことだ。

一方で、「自分は完全に正しい」「自分は完璧だ」という思い込むことは、自分だけを守ることであり、変化を拒絶することであり、他人と譲り合い折れ合う可能性をなくすことだ。

もしあなたの中に、自分の正義の感覚に刺激され、他人を一方的に責めたり、他人に一方的に要求したりする気持ちが生まれてきたとしたら、いったん立ち止まって考えてみよう。

NOを
言える人になる

contents ⑤

ハピネスの上げ方〈編〉

「本当に信頼できる一人めの大人」を探す

最初の一歩

summary

信頼できる人との出会いが必要だったりする

あなたが、自分の時間やエネルギーを奪い、生きづらさを感じさせている「他人のルール」にNOを言えるようになること。

自分自身を喜ばせる時間やエネルギーを増やし、自分のルールで自分の物語を生きられるようになり、本当の意味で心が満たされ、幸せになること。

それが、この本を通して、僕が伝えたいこと、願っていることであり、ここからは、あなたの人生のハピネスを上げるためのポイントについて話したいと思う。


ただ、そもそもNOを言うのがとても難しいことだというのは、僕もよくわかっている。


誰だって、NOを言うのはとても怖い。

NOを言って、この人に嫌われたらどうしよう。

今後、もしかしたら二度と、こんな友だち、もしくはパートナーには出会えないのではないだろうか。

NOを言って、出世できなくなったら、仕事がなくなったらどうしよう。

今後、社会から孤立して、生活に困ることになるのではないだろうか。

よほど肝の据わった人でない限り、いざNOを口にするときには、どうしてもそんな思いが頭をよぎるだろう。

そして、NOを口にする勇気を出す代わりに、自分にとって不本意なことをYESと言って受け入れてしまう。

それは、短期的にはラクそうだけど、不本意なYESを積み重ねていくうちに、あなたの人生はどんどん不自由なものになっていく。

人生は何事も経験だ。

勉強だってスポーツだって仕事だって、最初は誰でも初心者だけど、経験を重ねていくうちに（向き不向きはあっても）少しずつ慣れていく。

NOを言うことも、何度かチャレンジしてみれば「なんだ、意外と平気じゃん」「NOを言ったからといって、人や社会とのつながりが完全に断たれるわけじゃない」と、きっと思えるはずだし、いずれ「NOを言うことで離れていく人や仕事なんて、そもそも自分には必要がない」とさえ思えるようになるかもしれない。

でも、そのためには、**「NOを言い、それを受け入れてもらえる」という「最初の一歩」が必要であり、最初の一歩を踏み出すためには、信頼できる人との出会いが必要だったりする。**

一生懸命勇気をふりしぼってNOを言っても、自分にとって不本意な結末に終わってしまったら、その人はおそらく、それまで以上に、NOを言うことが怖くなってしまうだろう。

できれば最初のうちは、「この人ならNOを言っても、おそらくわかってくれる」と思える人を相手に、経験を重ねたいところだ。

前にも書いたように、本来ならば、子どもの自己肯定感を育み、NOを言う経験を積ませるのは、親や家族が担うべき役割なのかもしれない。

実際、親子関係が良好で、子どもの頃に「NOを言っても許してもらえる」という経験をしている人は、NOを言うことへの抵抗感が少ない傾向がある。

「NOを言っても、相手（親）との信頼関係は揺るがない」「NOを言っても、親は自分を愛してくれる」という自信や安心、自己肯定感が得られるからだ。

ところが、子どもの頃にNOを言うことが許されない環境で育つと、NOを言うことを許してもらえていた人の何倍も、NOを言うことが怖くなる。

NOを言う経験を積み重ねることができず、「他人との絶対的な信頼関係」が存在することを信じることもできず、世界に対し恐怖心や不安感を抱いてしまうからだ。

そういう人が、NOを言える人になるためには、「本当に信頼できる一人めの大人」に出会い、良い関係をつくり、「自分はNOを言ってもよい人間である」「NOを言っても壊れない人間関係がある」ことを知り、そこを入口にして、世界とのつながりを実感するしかない。

トランプの「大富豪」なんかと同じで、残念ながら、最初に引いてしまった「親子関係」というカードの影響は大きいけれど、大人になってから、人生が引っくり返るような出会いを引き当てる可能性は十分にあるのだ。

このように書くと、必ず「でも、私には、そんな人はいません」という人がいる。そして僕には、返す言葉がない。

「本当に信頼できる一人めの大人」に出会えるかどうかは、運でしかなく、「誰でも必ず出会える」とは言えないからだ。

ただ、確実に出会えるかどうかはわからないけれど、**行動を起こすかどうか、チャレンジを続けるかどうかで、可能性は大きく変わる。**

僕が知る限り、「本当に信頼できる一人めの大人」に出会えている人は、自分の世界を変えるために必死で動いていたし、チャレンジをやめていなかった。

いきなりベストな相手に出会える可能性は低いかもしれない。

でも、「誰も信じられない」という絶望を抱え、ときには傷つきながらも、決して腐らず、出会った人たちのうち、誰なら「マシ」で、誰を「信頼してはいけない」のかを考える。

「この人なら、もしかしたら信頼を寄せてもいいのかもしれない」と思う人に出会ったら、そう思った理由が何なのかを考え、「この人とは、なぜ合うのか」「この人とは、なぜ合わないのか」を、感覚だけではなく、きちんと言語化して考える。

そういう失敗とトライを積み重ねていくうちに、彼らの中に少しずつ、「人を見抜く知性」が育まれていったのではないかと思う。

ちなみに、僕の昔の同僚の女性が、以前こんなことを言っていた。

「今までつきあってきた相手は、顔はいいけど性格がダメな人ばかりだったんです。そのため『イケメンはモテるし性格が悪い』『イケメンじゃない人は、きっといい人だろう』と思うようになり、あるときイケメンじゃない人とつきあったんですが、そいつもダメで、本当にえらい目にあいました」

その子はかつて、「イケメン＝悪人説」という、わりとポンコツな仮説を持っていたんだけど、それからいろいろと経験や失敗を重ねる中で、自分の仮説を進化させ、今は結構幸せに生きている。

どんなにポンコツな仮説でもいいから、とにかく**言語化して考えることはとても大事だ。**

言語化すれば仮説を立てることができ、仮説を立てれば検証することができ、仮説と検証ができれば、自分の中に「法則」ができていくからだ。

そうやって、心のセンサーを研ぎ澄ませ、自分にとって心地の良い人はどういう人なのか、逆に、近づいてはいけない人はどういう人なのかを少しずつ学んでいった先に、もしかしたら、「本当に信頼できる一人めの大人」との出会いが待っているかもしれない。

なお、**「具体的な誰か」（人間）を入口にすることなしに、世界とのつながりを**

感じる人もいる。

たとえば、ある女性の患者さんは、たまたま旅行で出雲大社に行き、そのあまりの荘厳（そうごん）さに心をうたれた。

それまで彼女は、やはりなかなか「本当に信頼できる一人めの大人」に出会うことができず、深い孤独を抱え、自己肯定感を得られずにいたんだけど、出雲大社で、ふと「自分は、太古の昔から連綿（れんめん）と続く共同体の一員であり、自分は世界の一部であり、世界は自分を受け入れてくれている」と感じ、ふっと気持ちがラクになったという。

ほかにも、人間は苦手だけど、植物や動物が大好きで、そこを入口に世界とのつながりを実感する人もいれば、小説や漫画のキャラクターを通して、世界とのつながりを実感する人もいる。

「リア充であること」「友だちがたくさんいること」がいいことだとされがちな現

代社会だけど、それも誰かが作った勝手な価値観、ルールにすぎないし、一人を恥ずかしがったり恐れたりする必要はまったくない。

たとえ人間の友だちがいなくても、本当に信頼できる人間に出会うことができなくても、「世界とのつながりを感じられる何か」を足がかりに「自分は自分であって大丈夫」という感覚が得られ、自分にとって良くないもの、合わないもの、不快なものにNOを言える勇気や気持ちの余裕を持つことができたら、それで十分だと僕は思う。

時間と
エネルギーを

再分配しよう

summary

家族でも根本的に合わない相手もいる

「心地良くない」「楽しくない」
と感じたものは、捨てていい

老若男女問わず、ほとんどの人は「社会人だから」「大人だから」「仕事だから」といった言葉を当たり前のように受け入れ、いろいろなことを我慢しているのではないだろうか。


社会人だから、趣味や家族との団らん、仲のいい友だちとの交流より、仕事を優先させなければならないし、体調が悪くても出勤しなければならない。

大人だから、苦手な人、嫌いな人ともうまくつきあっていかなければならない。

仕事だから、楽しくない作業でも続けなければならない。

誰もが多かれ少なかれ、そうした思いを抱えながら生きているはずだ。


もちろん、それを否定するつもりはない。

生活するためには働かなければならないし、苦手な上司や部下と一緒に働いたり、苦手な作業をしたりしなければならないときもあるだろう。


しかし、無理をしすぎると、人間の心身は必ず、「これ以上の稼働は危険だ」という警告を発する。

「朝、どうしても起きられない」「気分が明らかに落ち込む」といった症状が現れるのだ。

それに先行して、原因不明の頭痛や胃痛、下痢（げり）やめまい、湿疹（しっしん）など、身体に症状が現れることも多い。

そして**世の中には、その相手や仕事が「自分に合っていない」ことにすら気づかない人もたくさんいる。**

たとえば、家族。

この社会には「親は子を、子は親を愛するのが当たり前」「血がつながっていれば、わかりあえる」といった思い込みが深く浸透（しんとう）している。

親子だろうと兄弟だろうと、実際には合う相手もいれば合わない相手もいて当たり前なのに、こうした思い込みに目隠しされて、「家族と根本的に合わない」ことになかなか気づけない人は少なくない。

あるいは、一族が全員教師で、幼い頃から「教師になるのが当たり前」といった環境で育った場合など、本当は教師に向いていなくても、なかなか気づくことができない。

その結果、「教師は自分の天職のはずなのに、なぜこんなに仕事がつらいんだろう」と悩んでしまったりするのだ。

「得意なこと」を仕事にしている場合は、さらに厄介だ。

よく混同されがちだが、**「得意なこと」と「好きなこと」「合っていること」は違う。**

たまたま計算が得意で経理の仕事をしているけれど、本当は営業や接客など、人を相手にする仕事の方が好きな人もいる。

「得意だけど、本当はやりたいと思っていないこと」は、結果が出てしまうし褒められてしまうから、その快楽によって目隠しされ、「やりたくない」という自分の本当の気持ちに気づきづらい。

ところが、「本当はやりたいと思っていないこと」をやり続けていくと、少しずつ自分の心の中の「何か」が削られていく。

毎日1％ずつくらいエネルギーが奪われていくような、そんな感じだ。

また、「悪い人ではないし、敵意を持たれているわけでもないのに、なんだかしんどい」と感じる人もいる。

こういう相手からは、明確な理由はわからなくても、少し距離を置いてみるのもありだ。

あからさまに嫌な思いをしたり、ショックを受けたりした場合とは異なり、「削られている」自覚がない分、「気がついたら瀕死だった」ということがよくあるし、離れてみて初めて傷つけられていたことがわかったり、嫌な理由が言語化できたりするからだ。

距離を置いてはみたものの、その相手を「やはり必要だ」と思えたなら、また距離を戻していけばいい。

この社会で生きていくうえで、合わない相手や合わない仕事に適応するスキルや方法論は、身につけておいて損はない。

しかし、そもそも「合わないもの」をきちんと見分ける能力を身につけた方が、長い目で見ればはるかに有益だと僕は思う。

では、そうした能力はどうすれば身につくのか。

まずは、**身体が出すシグナルに敏感になること**だ。

合わないもの、苦手なものを前にすると、身体は実は非常に正直に反応している。思い込みや作られた感情にどうしても支配され目くらましされてしまうので、頭(脳)は気づいていないことが多い。

身体に備わっている神経系のセンサーはかなり優秀で、その環境から発せられるあらゆるシグナルを感知し、そこが自分にとって安全かどうかを判断している。

そして、そこが自分にとって「危険な場所」「不快な場所」だと判断した時に、「なんかしんどい」とか「吐き気がする」とか「よくわからないけどお腹が痛い」

といった拒否反応が、ちゃんと出るようになっている。

これは、理性や理屈を凌駕(りょうが)した「野生の感覚」といっていいだろう。

なお、野生の感覚を磨けば、「合うもの」と「合わないもの」を感覚で判断できるようになる。

その方法について、昔、ある先輩医師が教えてくれた内容を簡単に紹介しよう。

まず、ふだんの生活の中で、自分なりに「ああ、気持ちがいいなあ」あるいは「気分がいいなあ」と感じる瞬間を探す。

そして、「気持ちがいい」と感じる瞬間に出会ったら、その感じを味わいながら、

「この気持ちの良さを、さらに良くするにはどうしたらいいだろうか？」

「何があればもっと良くなるだろうか？」

「何がなくなればもっと良くなるだろうか？」

といったことを、あれこれと想像する。

想像なので、実現不可能なことでも、非道徳的なことでも、口に出して言えないようなことでもＯＫだ。

「気持ちがいい」という感じの中に浸りながら、そうした空想をひたすら続けてみる。

このとき、「なぜ気持ちが良いのだろう？」「なぜ気持ちが悪いのだろう？」などと考える必要はない。

言葉で考えようとすると、野生の感覚からは逸れてしまうからだ。

これが、先輩医師から教わった方法だが、もっとシンプルに「合わないもの」「苦手なもの」を見分ける方法がある。

それは**「体感時間が長いかどうか」**だ。

好きなことをやっているときとそうでないときとでは、同じ1時間でも、感じ方がまったく違う。

会社で、苦手な仕事をいやいややっているときや、つまらない会議に出ているとき、苦手な人と話しているときは、時間が経つのが恐ろしく遅いだろう。しょっちゅう時計を見ては「まだ5分しか経っていない」「まだ10分しか経っていない」と、絶望的な気持ちになるはずだ。

しかし面白い本やゲームに集中していたり、好きな人と楽しく話していたりすると、時計を見る気にもならないし、2時間や3時間あっという間に経ってしまう。

体感時間は驚くほど正直に、「自分がその時間を楽しめているかどうか」「心地良く過ごせているかどうか」を教えてくれる。

だから、「時間が経つのが遅く感じるな」と思うような仕事や場所、人は、できるだけ自分から遠ざけたほうがいいと僕は思う。

「嫌なことから逃げる」「不本意なことを拒否する」「合わないことをやめる」。

これらはすべて、心地良く生きるために習得すべき必須技術だ。
最初のうちは、「そんなことをしてはいけないのでは」「相手から嫌われたらどうしよう」といった、頭の中の声に邪魔されて、うまくできないかもしれない。
でも、失敗し傷つきながらも努力を続けていけば、少しずつ、自分に合わないものを見極め、逃げたり拒否したりすることができるようになる。

合わない仕事や相手に合わせる努力をするよりも、本当に自分に合う仕事や相手を探しあて、関係を深めるほうが、2000倍くらい価値があると僕は思う。

なお、「これは心地良くない」「この人とは合わない」といった正直な感覚は、自分にとって非常に重要なデータなので、記憶から抹消(まっしょう)するのではなく、別の棚で大事に保存しておこう。

ルール

summary

自分がやりたいことを始めるのに、遅すぎることはない

「年齢」「性別」といった枠組みに惑わされない

社会は手を変え品を変え、時代に応じたいろいろな枠組みを作っては、僕たちを不自由な檻の中に押し込め、自分の物語を生きられないようにしむけてくる。

それは集団で生きる人間がもつ本能的な閉鎖性、未知への恐怖によるものだろう。

理解可能な枠組みを作ってしまえば安心できるし、その枠組みから外れるものは意味不明なものとして忌避できるからだ。


「年齢」という枠組みもその一つだ。

人は必ず歳をとるし、年齢を重ねれば、たしかに経験値は高くなる。

しかし、年齢を基準にして、機械的に「若いから未熟である」「年齢を重ねているから成熟している」と決めつけたり、「子どもは子どもらしくするべき」「いい歳なんだから」「いい大人なんだから」と行動を制限したりするのはナンセンスだと、僕は思う。


言うまでもなく、成熟度なんて人それぞれだ。

若くてもしっかりしている人、経験不足を想像力で補うことができる人もいれば、年齢を重ねていても、経験がまったく成長や成熟につながっていない人もいる。相手のことをよく知りもせずに、年齢だけで決めつけてしまうと、大切なことを見落としてしまうだろう。

「もう歳だから」と、やりたいことを我慢したり、ある程度の年齢になってから本当にやりたいことを始めた人を、「いい歳をして」と嘲笑したりするのも、とてももったいないし残念なことだ。

自分がやりたいことを始めるのに、遅すぎることはない。

人間はいつでも、今、このときが、残りの人生の中で一番若いのだ。

30代、40代の人は、10代や20代の頃を振り返って「あの頃は若かった」と思うかもしれないけど、その人たちが50代、60代になれば、やはり30代、40代の頃を振り返って「あの頃は若かった」と思うはずだ。

僕たちを縛りつける枠組みとしては、ほかにも、たとえば「性別」がある。

最近はだいぶ耳にする回数が少なくなってきた気がするけれど、「女は女らしく」「男は男らしく」という言葉がある。

活発な女性やバリバリ仕事をしたい女性が「女のくせに」「女らしくしろ」と言われたり、それこそ競争があまり好きじゃない男性や、おっとりして優しい男性が「男らしくない」「男らしくしろ」と言われたりということは、少し前までは日常茶飯事だった。

自分が本当にやりたいことや自分の望む生き方を、性別を理由に却下（きゃっか）されるというのも、やはりナンセンスだ。

男女で体のつくりが違うのは、変えようのない事実だ。

女性には卵巣や子宮があり、子どもを産むことができるが、男性にはそれがない。でも言ってしまえば、男女の決定的な違いはそれだけだ。

女性と男性とでは分泌されるホルモンや機能の違いがあり、それによって影響を受けることはあれど、性格やものの考え方は一人ひとり異なる。

「論理的」「好戦的」「自立的」といった、「男性らしい特性」とされているものを持ち合わせている女性はたくさんいるし、「感情的」「友好的」「協力的」といった、「女性らしい特性」とされているものを持ち合わせている男性もたくさんいる。

ところが、人類の長い歴史の中で、「女」と「男」という二つの枠組みにはさまざまな意味と役割がくっつけられ、それは幼い頃からの教育によって、僕たちの脳内にインストールされている。

たとえば、僕が子どもの頃は、「青や黒は男の子の色」「赤は女の子の色」とされていて、名札やランドセルなど、あらゆるものが男女別に色分けされていたし、僕らもそれを疑うことなく受け入れていた。

しかし実際には、そこには何の根拠もない。

誰かがどこかの時点で、勝手に作ったルールにすぎないのだ。

僕は、こうした「作られた性役割」や「作られた男女の違い」を完全に否定するつもりはない。

日本やドイツの高度経済成長を支えたのは、まぎれもなくこうした性別役割分業であったし、枠組みがあるほうが、社会を運営するうえで都合がいいというのも、理解はできる。

ただ、そこにうまくハマることができずに苦しんでいる人に対しては、「その枠組みは、あくまでも他人をおおざっぱに理解して安心するためのものだから、苦しいなら無視しちゃっていいんだよ」と、どうしても言いたくなってしまう。

青や黒が好きな女の子も、赤が好きな男の子もたくさんいるのに、「女だから」「男だから」といった理由で、自分が本当に身につけたい色を選ぶことができないのは、やはりもったいないことだと思う。

いつの間にか僕らの中にインストールされてしまっている価値観や、気づかないうちに僕らが押し込められてしまっている窮屈(きゅうくつ)な枠組みは、ほかにもたくさんある。

そして、多くの人は過剰適応し、そうした価値観を受け入れ、その枠組みの範疇(はんちゅう)にいることに安心や居心地の良さを感じ、それらを「良いものだ」と信じ込んだまま、善意から次の世代に押しつけてしまう。

繰り返し言うが、**「枠組み」は他者を雑に理解するための、他人都合のものだ。**

にもかかわらず、無視できないほどの違和感やしんどさを覚える人もいれば、「もう歳だから」とか「女らしくない自分には価値がない」「男らしくない自分には価値がない」といった具合に、無駄に自分の可能性を否定してしまう人もいる。

今をより良く生きるために不都合になった枠組みは、アンインストールしてしまおう。

自分を縛っている価値観や、自分を閉じ込めている枠組みが何なのかをつきとめ、それが本当に今の自分にとって有用なのかを検証し、「不要」と判断したら削除したほうがいい。

最新の環境に合わせてアップデートするのだ。

今までは思いもよらなかった景色が目の前に広がるだろうし、それが、自分の物語を生きるための第一歩になるはずだ。

気分が落ちているときには、重要な意思決定はしない

ある程度年齢を重ねてから、僕には常に心がけていることがある。
それは、**「気分が落ちているときには、絶対に重要な意思決定はしない」**ということだ。

気分が落ちているときは、どうしても自己評価が下がり、自己肯定感が失われてしまう。
「自分なんて、何をやってもダメだ」「自分には価値がない」「自分には幸せになる権利がない」……。
そういった気持ちになりやすい。

そして、そんなときに大事なことを決めようとすると、ネガティブな選択をしてしまいがちだ。

たとえば仕事に関する決断を迫られた場合、自信をもって取り組めば十分にクリアできる問題でも、気分が落ちていると、消極的な選択をしてしまったり、逆に、やけになって無謀な選択をしてしまったりしやすい。

恋愛に関する決断を迫られた場合なら、「自分なんて」と尻込みして、せっかく出会えた人を逃してしまうこともあるだろう。

あるいは、わざわざ自分に向いていない進路を選んだり、誰が見ても「幸せになれない」道に進んでしまったり、本当はNOというべきことに対し、断る勇気やエネルギーが持てずに、YESと答えてしまったりする。

大事な決断を迫られたときには、まず自分がどういう状態なのかをたしかめよう。

前向きな気持ちなのか、フラットな気持ちなのか、落ち込んでいるのか。

そして、正常な判断ができないくらい舞い上がっているときや（ただ、舞い上がっているときは、自分が舞い上がっていることすらわからない可能性もあるけど）、落ち込んでいるときは、重要な決断を先延ばしにし、一度冷静に考えよう。

僕は、心身のバランスを崩している状態で、「今すぐ復職したいけど、この状態で仕事に戻っていいのか迷っている」とか「あまり関係の良くない親から、具合が悪いなら実家に戻ってこいと言われているけれど、戻るかどうか迷っている」といった具合に、何らかの大きな決断を迫られ、悩んでいる患者さんには、「いったん結論を出すのはおいておきましょう」「結論を出すのを、自信をもって先延ばししましょう」と伝えるようにしている。

世間的には「物事を先延ばしにするのは良くない」と言われている。

でも**実際には、先延ばしにしてもまったく問題のないことがほとんどであり、むしろ先延ばしにした方がいいこともある**、ということは知っておいてほしい。

そもそも、先延ばしは人間にとって、ラクで気持ちのいいことなのだ。

何かを決める際には、それなりの気力を必要とする。

わざわざ気力が湧かない絶不調時にそれをやるのは、まったく得策ではない。

「先延ばしにするのは良くない」という社会通念によって、先延ばしすることに対し、必要のない罪悪感のようなものを抱いてしまう人は少なくない。

だが、心身の調子のいいときにゆっくり検討するべき問題について、急いで結論を下そうとするのは、デメリットしかないのだ。

そのような人たちに「いったん結論を出すのはおいておきましょう」「結論を出すのを、自信をもって先延ばししましょう」と伝えると、それまで切羽つまった顔をしていたのが嘘のように、たちまちホッとしたような、明るく穏やかな表情になったりする。

大事なことであればあるほど、合理的な判断や、その判断に必要な情報収集も求められる。

それをしっかりやった後で意思決定をしたほうが、圧倒的に後悔が少ないはずだ。

大事なことなので、もう一度書いておこう。

人生には、先延ばしにしてもいいこともたくさんある。

気分が落ちているときは、重大な結論は下さず、自信をもって先延ばしにしよう。

自分を取り戻せる「休み方」を知る

日本人はよく、「休むのが下手だ」といわれる。
海外の事情に詳しいわけではないけど、「バカンス」という長期休暇制度が認められ、みんながそれをフルに活用している国の人たちに比べると、日本人は圧倒的に休むことが少ないし、休むことに慣れていない人も多い気がする。

たしかに、仕事を続けることが難しくなった人に「まとまった時間、お休みした方がいいかもしれないですね」と休職をすすめると、結構な抵抗を示されることが多い。

休むことに対し罪悪感を覚えたり、「休んだら、もう二度と頑張れなくなってしまうかもしれない」という不安を感じたりする人が少なくないのだ。

でも、いざ休んでみると、**たいていの人は「それまでの自分が、知らず知らずのうちにダメージを受けていた」**ということに気づいていく。

「その空間（職場）から実際に離れてみて、自分がものすごく無理をしていたんだなあということに気づきました」

「休んでいるときに、ちょっと用事があって職場に行ったのですが、その足取りが重く、職場でかなりの精神的なダメージを受けていたことが、ようやく自分でもわかりました」

「最初のうちは休むことに関する罪悪感がありましたが、それ以上に身体の開放感がすごくて、3〜4日もすると、罪悪感は多少軽くなってきました」

これらはいずれも、実際に休職した人から聞いた言葉だ。

僕は、**休職の第一のメリットは、こうした気づきにある**と思う。

僕たちは日々、職場などの環境からさまざまな刺激を受けているけど、「これは自分には合わない」「自分はこれに傷ついている」といったことを、すべて明確に特定できるわけではない。

特に、その環境にどっぷりハマっている間は、本当はつらいのに、つい「こんなのは大したことじゃない」と自分をだましたり、「何となく気が重い」「あの人の存在がストレス」くらいは思っても、何が自分の気持ちを重くさせているのか、その人の何が合わないのか、はっきり自覚できなかったりする。

いろんな感情を「なかったこと」にして、日々の頑張りを積み重ね続けるために、耐え忍んでいるのだ。

ところが、その場から物理的な距離を置き、一度職場や自分の状態を俯瞰(ふかん)してみることで、自分が何に、どれだけＨＰを削られていたかがわかってもらえることが多い。

そして、休職期間が功を奏すると、**たいていの人は、二度と「前と同じようには」頑張らなくなる。**

こう書くと、不安になる人がいるかもしれないけど、復職がうまくいく人はだいたい、頑張りどころを見直したり、違う頑張り方を見つけたりしているし、「思いきって休んでみて、本当に良かった」「ずっとあの調子で頑張っていたら……と思うと、ぞっとする」という意見がほとんどだ。

なお、いざ休むことが決まると、「どう休んでいいかわからない」「休んでいる時間になにをしたらいいかわからない」という人や、「この休職期間を活かして、資格の勉強をしようと思います」「海外旅行に行きがてら、英語を勉強してきます」という人など、「ただ休むだけなんて時間がもったいない」「この間に、何かプラスのものを得よう」といったモードになってしまう人も多い。

以前、とてもジェントルないでたちの、いわゆる「ハイスペックなエリート」然とした40代の男性が、心身のバランスを崩し、奥さんに連れられてうちのクリニックに来たことがあった。

話してみても、彼は善良かつ聡明な人だったけど、「まずは休職し、しっかり遊んでくださいね」とアドバイスする僕に、最初のうちは「1か月で、どうしても仕事に戻りたい」「休みの期間に英語の勉強をしたい」と言っていた。

そんな彼に、僕は「英語の勉強は、会社が求める価値を高めることであり、あなたが本当にやりたいことではないですよね」「誰かに褒められるとか認められるとか、そういったこととは関係のないところで、自分自身が心から楽しいと思えることを探してみてください。『遊ぶ』というのは、そういうことです」と伝えた。

会社や社会が求める価値とは無関係に、自分自身が本当に楽しいと思えること、快いと思えることは何なのか。

はじめはピンとこない様子だったけど、やがて彼は、学生の頃の趣味だったバイクでのツーリングを再開し、そこにワクワクとした楽しさ、風を切って走る気持ち良さを覚え、「そろそろ仕事に戻ろうと思うけど、ちょっともったいない気もする」と言うようになった。

彼が本来持っている感情、本当にやりたいことに気づき、長い間、彼をがんじがらめにしていた「他人の価値観、ルール」に、風穴が開いた瞬間だった。

その後、彼はさらに1か月休み、「おかげさまで、人生が大きく変わりました」「きっと、もう大丈夫な気がします。でも、もし仕事が合わないと感じたら辞めます」と言いながら、職場に復帰していった。

最終的に、他人の価値観、ルールと、自分の「快・不快」の感覚や感情とを切り離すことに成功したのだ。

非常に理想的なスタンスでの復職だったと、僕は思う。

後日談だが、この方は復帰度、以前と同等のパフォーマンスを発揮できていながらも、しっかりと心の余裕を感じられているとおっしゃっており、つい先日、より良い条件での転職が決まったそうだ。

その際も、「私が調子を崩したことはちゃんと先方に伝えるつもりですし、そのことでダメになるようだったらもともと縁がなかったってことですからね」と、とても朗らかに、肩の力が抜けた様子で話されていた。

中高年になると、職場での責務もやらなければならないことも増えるし、「会社員たるもの〜するべき」「滅私奉公は当たり前」といった体育会系の価値観をベースに実績を積み重ねてきた人も多いため、いきなり「遊んでくださいね」と言われても、すぐに納得に至らないことが多い。

そうした価値観やルールに則って成果をあげてきた人からすると、「休んでください」「遊んでください」という言葉は、「これまでの自分の頑張りを否定されている」と感じるかもしれない。

だが、**「休む」ということを真剣に考えるうえで、「誰のためでもない、自分だけを喜ばせるための時間や価値観」を育てることは、本当に、本当に大切なことなのだ。**

なぜなら、「自分が今、快いと感じているのか不快に感じているのか」「自分が何を本当に楽しいと感じるのか」といった自分の本来の感覚や感情よりも、「他人にとって都合のよい価値観、ルール」を優先したからこそ、彼らは自らの心身を、崩壊するまで酷使（こくし）するに至ってしまったからだ。

まとまった休みには、ふだん自分を縛っている価値観、ルールを見つめ直し、要らないものを捨て、その奥に眠っている自分が本当に大切にすべきものを発見して、生き方のフォームを大幅にチェンジできる可能性がある。

人生の主導権を取り戻す、大きなチャンスになりうるのだ。

多くの人が、「休む」ことは「逃げ」だと考えているが、決してそうではない。

むしろ、かなり実験的でドラスティックな「攻め」の試みだと僕は思っている。

作品

summary

自分の感じている「痛み」と同じものが、作品には描かれている

自分を救ってくれるコンテンツを見つけ出す

僕はたまに、「死にたいと思っている人とどう接したらいいんですか？」という質問を受けることがある。

こういう質問に対する医師の模範解答は「まず、死なないという約束をしましょう」だ。

医学部の授業でも、国家試験でも、そのように習ってきた。

僕も実際に試みたことが何度かある。

でも、正直言って、そんな約束はあまり役に立たないと感じている。

その人が生きている世界観のしんどさ、苛烈（がれつ）さを考えたときに、「医師であるこの僕に免じて、死なないという約束をしてください。この世界で生きつづけてください」という要求は、すごく残酷でおこがましいことだと感じるようになった。

「死なないでいてほしい」というのは、あくまでもこちらの勝手な願望にすぎない。
たとえ相手と親密な関係を結べていたとしても、そのような酷な約束を飲ませるための担保が「僕」というコンテンツだけでは、あきらかに力不足だろうと思ってしまったのだ。

しかし、たとえ「この人がいるから生きてもいいかな」と思えるほどの人間関係に恵まれなかったとしても、コンテンツのパワーを借りることはできる。

以前、思春期の頃くらいからずっと「死にたい」という気持ちを抱えていた後輩がいた。

その子とは、「次に会うまでは死なない約束」を交わしてはいたけど、「保留」にされてしまっていた。

空回りを感じながらも、雑談を積み重ねていく中で、彼女が「ドラクエの旧作をプレイしたことがある」と言っていたのを思い出した僕は、あるとき「じゃあ、今度新しいドラクエが出るから、それを一緒にやろうよ」と持ちかけ、「それならいいですよ」と約束してもらうことができた。

この世にあるさまざまなコンテンツの魅力を総結集すれば、「死」の方に傾いていた人にも「生きてもいいかな」と、少しでも思ってもらうことができるかもしれない、と可能性を感じたものだった。

実際に、**小説、漫画、アニメ、ゲームといったコンテンツに、命や心を救われている人はたくさんいる。**

太宰治の『人間失格』の文庫本を幼い頃から肌身離さず持ち歩き、「この小説の世界の中に、私がいる」と言っていた子もいた。

家庭という、本来は一番安心できる「居場所」として機能するべき環境が、まったく安心ではなかったという人は、決して少なくない。

そのような環境で、どうやって人とのつながりや、社会への信頼を実感できるというのか。

この世界で生きる意味を見つけることが、きわめて困難だったであろう彼女にとって、『人間失格』という作品だけが、世界とのつながりを実感させてくれていたのだろうと想像する。

実在の世界に生きるべき「居場所」を見つけられなくても、人は作品の中に居場所や、理解者を探すことはできる。

自分の感じている「痛み」と同じものが、この作品には描かれている。

この物語に描かれているのは「私」だ。

そうやって、コンテンツの中から「つながり」を得ることで、これまでなんとか生きのびてきてくれた人が大勢いる。

僕がコンテンツの街である秋葉原で開業をしたのは、そういう人の近くにいたいという気持ちがあるからだ。

そして僕自身も、大切な人を失ってしまってとてもしんどくなってしまったとき、ゲームにひたすら没頭することで救われた経験がある。

作品の中の言葉に、生きる指針をもらっている。

コンテンツは、人を救うのだ。

今、僕たちは、普通の人間関係や経済活動を維持するためだけでも、膨大な量の情報をやりとりしなければいけない。

だから、ちょっとしんどくなると、すぐに脳がオーバーヒートして、過去の傷や、わずらわしい人間関係や、将来に対する不安など、不穏な暗い「もやもや」に頭の中が占拠されてしまう。

でも、作品の世界観に没頭することで、今は考えたくない「余計なこと」を、その時間だけは考えないですむ。

まさに「浸る」という感覚なんだけど、そこにはある種の癒し効果がある。

だから僕は、あなたにもぜひ、自分自身を救ってくれるコンテンツを見つけ出してほしいと思っている。

世の中には、世界中のエンタメの天才たちが本気で作った魅力的なコンテンツがあふれている。

「今は何にも興味が持てない」という人も、「仕事や日々の生活が大変で、創作物を楽しむ余裕なんてない」という人も、まずは一日1分でもいいから、「自分が心から楽しめるもの」を探すことに割いてほしい。

もしかしたら明日、あなたに、衝撃的なコンテンツとの出会いがあって、人生がひっくり返るほど劇的な変化がもたらされるしれない。
そんな劇的なレベルのものではなくても、常に懐に入れておきたいと思えるほど愛着がわくものが見つかるかもしれない。

いずれにせよ、それは、あなたが心から必要とするものであり、あなたが自分のルールに基づいた自分の物語を生きるうえで、大きな助けとなり、指針となってくれるかもしれないと、僕は思う。

NOを言える人になる

他人のルールに縛られず、自分のルールで生きる方法

発行日　2020年1月29日　第1刷

著者　鈴木裕介

本書プロジェクトチーム
編集統括　柿内尚文
編集担当　栗田亘
カバーデザイン　小口翔平（tobuhune）
編集協力／校正　村本篤信
本文デザイン　ドットスタジオ
DTP　廣瀬梨江
営業統括　丸山敏生
営業担当　池田孝一郎
営業　増尾友裕、熊切絵理、石井耕平、大原桂子、桐山敦子、綱脇愛、渋谷香、寺内未来子、櫻井恵子、吉村寿美子、矢橋寛子、遠藤真知子、森田真紀、大村かおり、高垣真美、高垣知子、柏原由美、菊山清佳
プロモーション　山田美恵、林屋成一郎

編集　小林英史、舘瑞恵、村上芳子、大住兼正、菊地貴広、千田真由、生越こずえ、名児耶美咲
講演・マネジメント事業　斎藤和佳、高間裕子、志水公美
メディア開発　池田剛、中山景、中村悟志、長野太介
マネジメント　坂下毅
発行人　高橋克佳

発行所　株式会社アスコム

〒105-0003
東京都港区西新橋2-23-1　3東洋海事ビル
編集部　TEL：03-5425-6627
営業部　TEL：03-5425-6626　FAX：03-5425-6770

印刷・製本　光邦株式会社

Printed in Japan ISBN 978-4-7762-1050-4